つらい不眠
を

自分で治す
実践ノ

高田明和

二見レインボー文庫

contents

プロローグ

睡眠の知識や状態をチェックしよう

PART 1

ぐっすり眠れる仕組みが分かった
もう夜でも怖くない

眠りのメカニズムを知ろう

PART 2

不眠症を自分で治す実践治療法
もう不眠で悩まない

睡眠薬の功罪を知ろう

不眠症のときには何を食べるか

デザイン――ヤマシタツトム
編集協力――吉際幸夫

プロローグ

睡眠の知識や状態をチェックしよう

〈睡眠の基礎知識テスト〉

不眠に悩んでいるあなた、まず、あなたがどのくらい睡眠について知っているか、賢い睡眠のとり方の知識はあるか、そして本当に不眠症なのかどうか、チェックすることから始めましょう。

はじめは〈睡眠の基礎知識〉を問うテストです。

不眠症を改善するためには、まず睡眠のメカニズムについて知らなくてはなりません。

次ページからのテストを見て、正しいと思うものには○を、誤っていると思うものには×を、それぞれ空欄につけてください。

質問は全部で34問あります。

そのあとで、14ページから始まる解説を読んでください。

では始めましょう。

睡眠の基礎知識テスト

	問題	○か×
1	赤ちゃんは生後１週間くらいであくびを始める	
2	あくびは酸素不足か二酸化炭素増加のためである	
3	新生児は大人より夢を見ることが少ない	
4	赤ちゃんが夜、お乳を求めたら歌などを歌って楽しませるべきだ	
5	夜、母親が疲れていても母乳を与えるべきだ	
6	子どもは週末には少し遅く寝てもよい	
7	子どもが夜泣きして母親を呼ぶときには、かならず応えて近くに行くべきだ	
8	子どもが乳歯の痛みで眠れないときは心配したほうがよい	
9	１人で寝るのを寂しがるときは、寝るまでいっしょにいてやるのがよい	
10	人形などを抱かせて眠らせないほうがよい	
11	男性のほうが女性より眠りが必要だ	
12	すべての人が夜、夢を見るわけではない	

	問題	○か×
13	10代の初めと後半では、初めのほうが眠りを多く必要とする	
14	録音を聞きながら眠ると学習が進む	
15	高齢者はカフェインなどの感受性がにぶるので、夜はコーヒーなどをとってもよい	
16	高齢者はあまり日光を浴びると、刺激が強すぎて夜眠れなくなる	
17	高齢者の散歩は午前中に限るほうがよい	
18	高齢者は長い昼寝をすべきだ	
19	ホテルなどに泊まるときは、チョコレートを食べると眠りによい効果を与える	
20	不眠のときは、昼間長く眠りをとるほうがよい	
21	最近開発された睡眠薬は依存性も耐性もなく安全だ	
22	最近の睡眠薬を使っている人の大部分は１年以内に中止している	
23	睡眠薬を使うと痴呆症になる率が高い	
24	夢遊病の人を起こしては危険だ	

	問題	○か×
25	やわらかいマットレスのほうが、硬いマットレスよりよい眠りを誘う	
26	目が覚めたときがいちばん頭がはっきりしている	
27	眠りが足りなかった場合には、朝起きる時間を遅らせるのがよい	
28	よい睡眠をとるには、朝早くの運動がもっとも効果的である	
29	よい眠りをとっている人は、眠っているときにあまり動かない	
30	興味のない会議や食事のとりすぎは、十分眠りをとっている人でも眠気を誘う	
31	夜中の12時前の睡眠は、12時以後の睡眠より効果がある	
32	眠れないときにはアルコールがよい	
33	昼寝をするくらいなら、その分、夜の睡眠時間を増やすべきだ	
34	昼寝をしない人は心臓病になりにくい	

→＜解説＞は14ページから

〈睡眠の基礎知識テスト〉の解説

❶あらゆる種であくびの現象は見られます。動物でも、鳥や魚、ヘビなどでもあくびをするといわれます。**人は妊娠3か月の胎児からあくびを始めます。**

❷あくびは、酸素不足とか二酸化炭素が増えて起こるのではありません。眠気の証拠です。

❸新生児は大人よりもレム睡眠（脳が覚醒に近い状態のときの睡眠）の量が多く、人はレム睡眠のときに夢を見ます。

❹赤ちゃんが夜、お乳を求めて泣くときは、お乳をあたえましょう。しかし、歌を歌ったりするのは赤ちゃんへの刺激になるので避けましょう。

5 お母さんが非常に疲れていると、お乳は出にくくなります。そういうときには、お父さんが哺乳びんで授乳するようにしましょう。

6 **子どもに規則正しい睡眠の習慣をつけることは非常に大事なことです。**週末に親が遅くまで起きていても、子どもはいつもの時間に眠らせましょう。

7 夜泣きをしても、すぐに子どものそばに行く必要はありません。しばらく様子を見ていてください。だいたいは泣きやみます。夜は眠る時間だということを体で覚えさせましょう。

8 乳歯がはえてきて痛くて泣いても問題はありません。そのままにして、また寝入るのを待ちましょう。

9 子どもには自分1人で寝る習慣をつけさせなければなりません。子どもが寂しいといっても、母親はベッドから離れて、1人で寝入るようにさせるべきです。

⑩夜中に目を覚ました子どもは、近くに母親の代わりをする人形などがあると安心します。人形といっしょに寝かせるのはよいことです。

⑪家事や育児などで、女性は眠りが分断しやすいものです。子育てには体力が必要で、**女性のほうがよく眠る必要がある**のです。

⑫夢はレム睡眠のときに見ます。夢を見ないという人でも、レム睡眠のあとで起こすと、「夢を見ていた」といいます。レム睡眠のある限り、人は夢を見ているのです。

⑬**眠りは思春期（11〜17歳頃）にもっとも必要**とされます。勉強などのために

眠りが制限されがちですが、思春期の子どもにはできるだけ多く眠りをとらせましょう。

⑭以前、眠っているときに英単語や歴史年号などの録音を聞くと、無意識のうちに脳に入って、無理なく記憶されるというような話がありました。しかし睡眠中の記憶法は、今では否定されています。それよりも、よい眠りをとったほうが、その日の勉強の内容が覚えられます。こうした録音は意味がなく、音が大きければ、逆によい睡眠の邪魔になります。

⑮高齢者はカフェインに対する感受性が増しています。寝る前にはコーヒーやお茶は飲まないようにしましょう。

⑯昼間、日光に当たるとセロトニンが増えます。これが夜になると睡眠をもたらすメラトニンに変化するので、**日中はなるべく日光に当たるようにしま**

しょう。昼間日光に当たることは、体内時計に「今は昼間だ」と知らせる作用もあるので、その点でも非常に大事なことです。

⑰**高齢者は午後散歩をすると光の効果もあり、運動効果もあがります。**もちろん朝の散歩もよいのですが、朝がいちばんよいというわけではありません。

⑱**昼寝は必要です。**私たちの睡眠のリズムはもちろん夜が主ですが、午後1～2時頃に小さな睡眠のピークがあります。これは本来の睡眠の一部ですから、眠っても夜の眠りを妨げません。しかし、1時間、2時間の長い眠りは夜の睡眠を妨げるので、昼寝は30分以内にしましょう。

⑲チョコレートはカフェインを含んでいるので、食べるなら夜ではなく昼間にしましょう。

20 芸術家など夜昼どちらの時間帯に働いてもよい場合には、昼間眠いときに寝てしまうのがむしろよいということもありますが、不眠症の場合、昼間長く眠りをとれば、当然夜は眠れないということになります。

21 最近開発された睡眠薬は、たしかに昔の薬にくらべれば危険度が少なくなっています。事実、今の薬は「耐性、依存性が少なく、正しく使っている限り安全」といわれます。

しかし、この**「正しく使っている限り」というのが問題で、今の睡眠薬でも、1年も使うと、やめたときに不眠症が悪化することが多くあります。**

22 ある調べでは、睡眠薬を使っている期間は、1年未満の人が20％弱で、80％の人が1年以上です。10年以上使っている人は20％くらいで、20年以上使っている人も8％くらいいました。

つまり、**睡眠薬は使い始めればずっと使うことになると考えたほうがいいと**

いうことです。

23 睡眠薬を使うと痴呆症になりやすいなどといいますが、使い方によります。眠れなくて悩んでいる人の場合には、かえって頭がしっかりするという人もいます。

問題はうつなどの場合で、うつが痴呆を早めることは知られています。ですから睡眠薬だけの問題ではないかもしれません。

24 夢遊病の人が歩いているときには、声をかけて覚醒させてはいけないともいわれますが、そんなことはありません。本人は無意識のことが多いのですが、声をかけるとベッドにもどるのが普通です。

25 マットレスは本人の好みがいちばんでしょうが、一般にあまりやわらかいとよい眠りが得られません。

26 人は、目覚めて2時間くらいのときがいちばん頭がはっきりします。重要な会議や試験などの場合は、少なくとも2時間くらい前に起きましょう。

27 忙しくて眠りの足りないときには、夜、寝る時間を早くしましょう。**朝の起きる時間を遅らせると体内時計が狂います。**朝いつものように起きることが大事です。

28 **もっともよい睡眠をとるには、午後の運動が大事です。**朝ももちろんよいのですが、午後、外に出ないと光の影響で眠りを損ないます。

29 人間は寝ている間、絶え間なく動いています。つまり人間は皆、寝相が悪いのです。実際、寝ている状態を夜じゅうビデオで撮影すると、動き回っていることが確認でき、驚かれるでしょう。

30 午後の1～2時に自然の眠りのピークがあるので、このときには会議中でも空腹でも眠くなります。午前中や夕方の会議などで眠くなるのは、睡眠が足りないからです。

31 眠りのよし悪しは、眠りの開始時間とは関係ありません。つまり**12時前に寝ても、12時過ぎに寝ても、眠りの質に影響はありません。**ただ、「早寝早起きは健康によい」という昔からの言い伝えが頭にあるので、遅く眠るのはよくないと思っているだけです。

32 飲酒は適量ならば、むしろ脳を刺激します。一定量を超えて深酒した場合には、一時的に脳をマヒさせることもありますが、**多く摂取すると眠りが短くなり、明け方に目が覚めてしまいます。**これはアルコールが脳内のセロトニンを分解するからだと思われます。

33 **長く昼寝をするのはよくないのですが、**疲れたらちょっとうとうとする、または横になるということは決して悪いことではありません。とくに午後1〜2時の睡眠帯に眠気が襲ってきたら、うたた寝をしましょう。仮眠は精力を増し、仕事の細部に注意が払えるようになることが知られています。アメリカのケネディ、レーガン、クリントン元大統領は、疲れるとすぐに居眠りをしたことで有名です。

34 **規則的に30分昼寝をすることで、心臓病の発症率が非常に少なくなることが**知られています。30分間の昼寝は、心臓の負担を軽減し、心臓に新しい活力を与えます。

いかがでしたか？　つまり、〈睡眠の基礎知識テスト〉の回答は、すべて×が正解でした。

〈賢い睡眠のとり方テスト〉

睡眠の基礎知識についてひととおりチェックしたあとは、「賢い睡眠のとり方」のテストをしてみましょう。あなたは正しい知識を持っているでしょうか？

次ページの16項目が、賢い睡眠のとり方として正しいと思えば○を、誤っていると思えば×を、空欄に入れてください。そのあとに26ページから始まる解説を読んでください。

賢い睡眠のとり方テスト

	問題	○か×
1	眠りにつく時間は、スケジュールなどに合わせて変える	
2	朝起きる時間は、スケジュールなどに合わせて変える	
3	雑音が聞こえる部屋で寝ている	
4	マットレスを替えたことはない	
5	寝る前に運動をする	
6	寝る前に熱い風呂に入る	
7	寝る２時間前にアルコールを飲む	
8	夕方６時以降にコーヒー、お茶を飲んだり、チョコレートを食べることがある	
9	規則正しい運動をしていない	
10	たばこを吸う	
11	眠れないときにはベッドにいて眠ろうと頑張る	
12	眠る前に怖い映画を観たり小説を読んだりする	
13	ベッドでテレビを見る習慣がある	
14	いっしょにいる家族のいびきが大きい	
15	ベッドに入ってから家族（夫や妻）と議論することがある	
16	眠るときに、今日あったことを思いだす	

→＜解説＞は26ページから

〈賢い睡眠のとり方テスト〉の解説

1 **2** 眠りにつく時間も起きる時間も、できるだけ規則正しくしましょう。それが体のリズムを正確にします。**生体リズムのもとは脳にあるだけではありません。**心臓、肝臓、消化器の細胞は、みな遺伝子で支配されているリズムをもっています。これが不規則になると、年をとってから心臓病、肝不全、消化器ガンなどを引き起こす原因にもなります。

3 どこで眠るか、睡眠の場所は大事です。なるべく雑音の聞こえない部屋にベッドを置きましょう。寝室の位置を占いなどで決めてはいけません。

4 マットレスは10年の寿命といわれます。ひとつのマットレスを長期間使い続けると、もとの弾力性などが変化し、眠りに影響を与えます。

5 寝る前に、腕立て伏せとかダンベル体操などをしてはいけません。体温が下がったときに眠りに入るのが睡眠の仕組みです。**眠る直前の運動は、体温を上げてしまうので睡眠を妨げます。**

6 同じ理由で、眠る直前の入浴は体温を上げてしまいます。入浴は血行をよくし、リラックスさせるので睡眠にはよいのですが、直前は避けることです。

7 適量を超えた飲酒をすると、ノンレム睡眠（脳が覚醒していない状態の睡眠、熟睡）が深くならないので、眠ったという気がしません。レム睡眠も不完全なので、翌日、うつのような状態になります。アルコールを飲みすぎた翌日の不快感は、うつ状態になっているということです。

また、睡眠不足のときにアルコールを飲むと悪酔いすることが知られています。**眠るためにお酒を飲むのは間違いです。**それでもお酒を飲みたくなるのは、不安、うつ、イライラを解消しようとするための行為であることが多いのです。

8 夜6時以降にカフェインを含むコーヒーやお茶を飲み、チョコレートを食べることは睡眠を妨げます。

9 **運動は大事**です。昼に代謝を高めると、夜は休息をもたらすという体のリズムを作るからです。

10 喫煙はニコチンの刺激だけでなく、脳の血流を減らし酸素不足になるため、不眠を招きます。不眠に悩む人の多くは喫煙をしています。

11 **眠れないときは、いつまでもベッドで横になっていても無駄**です。それよりも起きて本を読むなり、部屋の掃除をしたりしましょう。ベッドは眠るための場所であるという習慣を脳に刻みこみましょう。

12 怖い映画や小説など心に刺激として残るものは、寝つきを悪くし、眠りを浅くします。寝る前には見たり読んだりしないようにしましょう。

⑬ベッドに横になってテレビを見る習慣はよくありません。最近の学説では、**不眠を防ぐには、ベッド、寝室は眠るためにだけ使うこと、**とされています。

⑭家族の問題も不眠に関係します。夫のいびきが大きいときには医師に相談させましょう。

⑮ベッドに入ってから夫婦で議論をすると、興奮して眠れなくなります。ベッド、寝室は眠るためにだけ使うという鉄則を忘れないように。

⑯ベッドに入ってから今日1日のことを思いだすと、だいたいそれに関連した過去のことも思いだして、しだいに不愉快になったりします。**ベッドの中で過去を思いだすことは、百害あって一利もありません。**

ということで、この質問の答えも、すべて×が正解でした。

〈あなたの睡眠状態チェック〉

最後に、あなたの睡眠状態をチェックしましょう。

32〜33ページの表は、あなたが経験した睡眠のトラブルについて自己評価し、それを記録することを目的としています。それぞれ過去1か月間に少なくとも週3回以上経験したものについて、あなた感じたトラブルの程度を選んでください。

そのあとで、左ページの方法で診断をしてみてください。

〈あなたの睡眠状態チェック〉の診断

各項目で選んだトラブルの右側の数字が点数です。

7項目すべてが1点の人……眠りに少し問題があります。

7項目すべてが2点以上の人……不眠症か、または不眠症になる可能性があります。

①〜④の2つ以上の項目に1点があって合計が2点以上の人……不眠症の可能性があります。

①〜④の合計が3点以上の人……不眠症といえます。

不眠症のタイプ

テストはこれで終わりです。「プロローグ」の最後に、不眠症のタイプについておさえておきましょう。

不眠症には次の4つのタイプがあります。

入眠障害……ベッドに入ってもなかなか寝つけない

中途覚醒……夜中に何度も目が覚めてしまい、再び寝つくのが難しい

あなたの睡眠状態チェック

それぞれ過去1か月間に少なくとも週3回以上経験したものについて、あなた感じたトラブルの程度を選んでください。

1 寝つき（床についてから眠るまでに要する時間）について

- □ いつも寝付きはよい ……… 0
- □ いつもより少し時間がかかった ……… 1
- □ いつもよりかなり時間がかかった ……… 2
- □ いつもより非常に時間がかかった、あるいはまったく眠れなかった ……… 3

2 夜間、睡眠途中で目がさめる

- □ 問題になるほどのことはなかった ……… 0
- □ 少し困ることがある ……… 1
- □ かなり困っている ……… 2
- □ 深刻な状態、あるいはまったく眠れなかった ……… 3

3 希望する起床時刻より早く目覚め、それ以上眠れない

- □ そのようなことはなかった ……… 0
- □ 少し早かった ……… 1
- □ かなり早かった ……… 2
- □ 非常に早かった、あるいはまったく眠れなかった ……… 3

❹ 総睡眠時間について

- □ 十分である ……… 0
- □ 少し足りない ……… 1
- □ かなり足りない ……… 2
- □ まったく足りない、あるいはまったく眠れなかった ……… 3

❺ 全体的な睡眠の質（睡眠時間の長さに関わらない）について

- □ 満足している ……… 0
- □ 少し不満である ……… 1
- □ かなり不満である ……… 2
- □ 非常に不満である、あるいはまったく眠れなかった ……… 3

❻ 日中の気分について

- □ いつも通り ……… 0
- □ 少し滅入った ……… 1
- □ かなり滅入った ……… 2
- □ 非常に滅入った ……… 3

❼ 日中の活動（身体的および精神的）について

- □ いつも通り ……… 0
- □ 少し低下した ……… 1
- □ かなり低下した ……… 2
- □ 非常に低下した ……… 3

→＜診断＞は30ページ

早朝覚醒……朝早く目覚めてしまい、まだ眠りたいのに眠れなくなってしまう
熟眠障害……睡眠時間のわりには、朝起きたときにぐっすり眠った感じがない

うつ、不安、イライラの症状のある人は、いずれの睡眠障害も起こる可能性があります。重複して起こることも多いので、自分の睡眠がどのタイプなのか知っておいてください。

PART 1

ぐっすり眠れる仕組みが分かった

もう夜でも怖くない

眠りのメカニズムを知ろう

体のリズムは基本的に1日単位

ここでは、眠りとは何か、人は眠るとどうなるか、という基本的なことからご説明しましょう。

眠りとは、簡単にいえば体のリズムのひとつであり、生き物には多くのリズムがあることがわかっています。

たとえばクマは冬眠をし、渡り鳥は秋に北国から飛んできて、春になると帰ります。これは1年に1回の周期で起こります。女性の場合は、だいたい月1回の周期で生理がきます。

しかし、これらは例外的な周期で、**多くのリズムは1日を単位にして起こるのが普通です。**

この、体のリズムがだいたい1日を周期として働くことを「サーカディアンリズム」といいます。これは、1日を意味するラディアンというラテン語と、「だいたい」という意味のシルカというラテン語を組み合わせた言葉です。

一般に動物は、夜になると動きが鈍くなることが知られています（しかし、魚や両生類には睡眠に相当する脳波はないとされています）。

植物も1日を周期とするリズムをもっていて、日光の当たる昼間と、暗い夜とでは、葉の活動が異なることが証明されています。

「光」が体のリズムを生んでいる

このように、私たちの体は多くのリズムをもっています。

体温は朝は低く、午後に高くなり、寝る前に低下しはじめ、明け方には最低になります。

ホルモンでは、成長ホルモンや、睡眠をもたらすことで知られるメラトニンというホルモンは、眠ると分泌が多くなり、副腎皮質ホルモンは明け方から分泌が高まります。

神経系では、交感神経は昼に活動し、副交感神経は夜に活動します。交感神経は心臓の拍動を高め、消化を抑制し、代謝を促進します。一方副交感神経は、心臓の拍動をゆっくりさせ、消化管の活動を増し、しかも食べたものを貯蔵させる働きがあります。

このようなリズムを支配しているおおもとは何なのでしょうか。

それは遺伝子です。

そして、**この遺伝子を支配しているのが「光」なのです。**

私たちの目が光を受けると、その情報は視神経を通って、一部視床下部にある視交叉上核《しこうさじょうかく》という細胞に伝えられます。この細胞は光によって遺伝子を発現させ、リズムをつくります。

さらに、視交叉上核の刺激は、脳内の松果体《しょうかたい》というところに伝えられます。

リズムの遺伝子を支配しているのは「光」

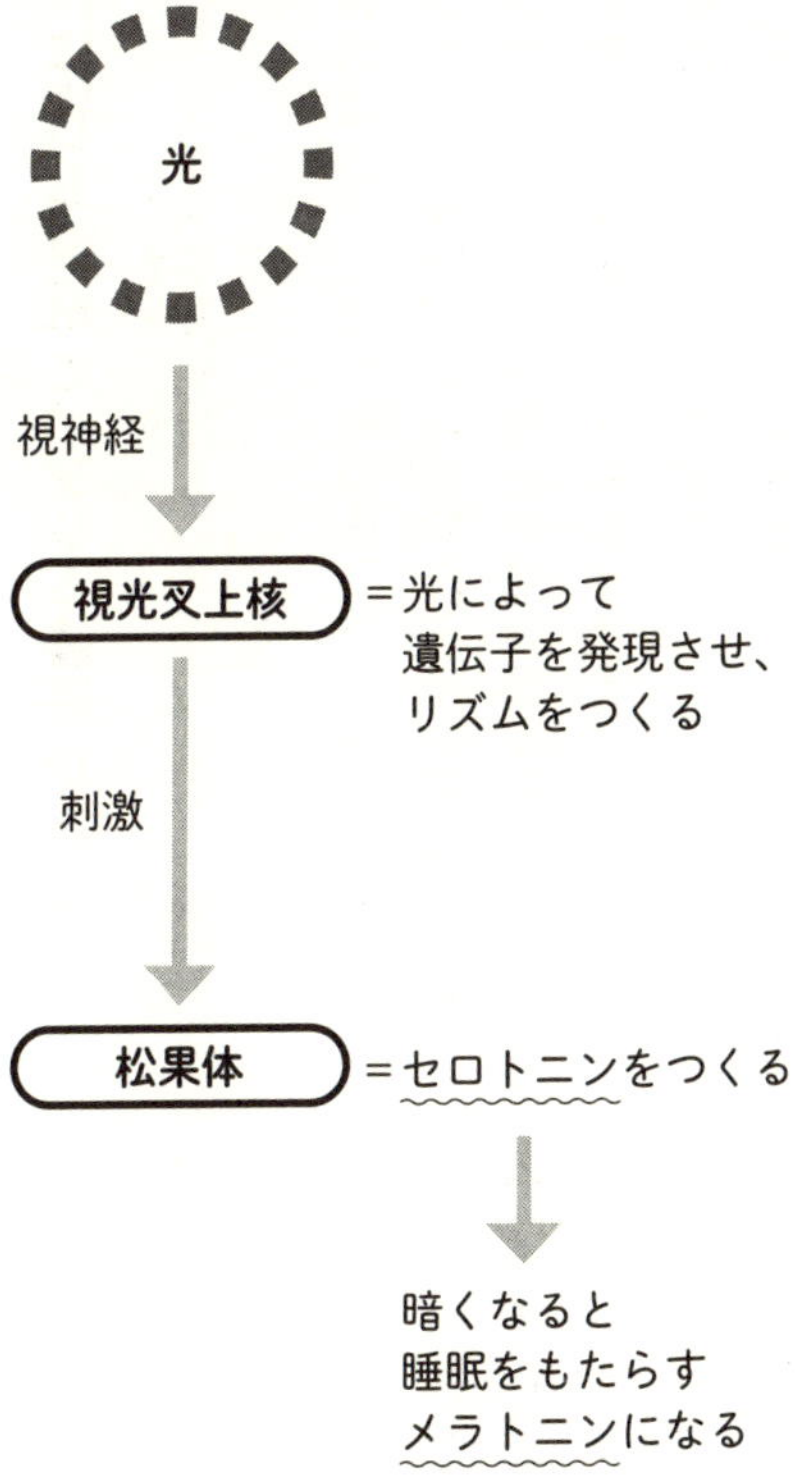

松果体ではセロトニンという物質がつくられています。明るいときにはセロトニンをメラトニン（睡眠をもたらすホルモン）にする酵素は働きませんが、暗くなると、この抑制がとれてセロトニンからメラトニンができるのです。

眠りにはレム睡眠とノンレム睡眠がある

眠りは、まず前脳基底核《ぜんのうきていかく》という部分からの刺激がスイッチを入れることから始まります。

眠りの刺激は、ここから視床下部の睡眠中枢というところに送られます。それによって、視床下部から脳幹《のうかん》などに、興奮を抑制する指令が伝えられます。この指令によって、脳幹中央部の網様体から脳全体に送られていた興奮の刺激が鎮まり、人は眠りに落ちるのです。

この睡眠を「ノンレム睡眠」といいます。

眠りに入って90分ほどすると、脳が激しく活動を始めます。これは脳波でわかるのですが、このときには眼球も左右に激しく動いています。この眼球が速

眠りの仕組み

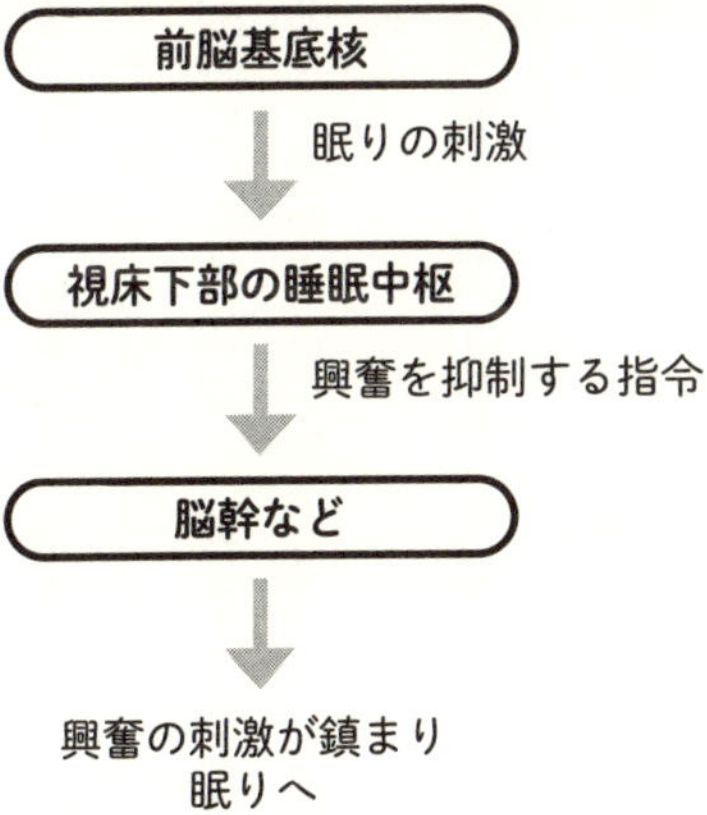

ノンレム睡眠とレム睡眠の周期

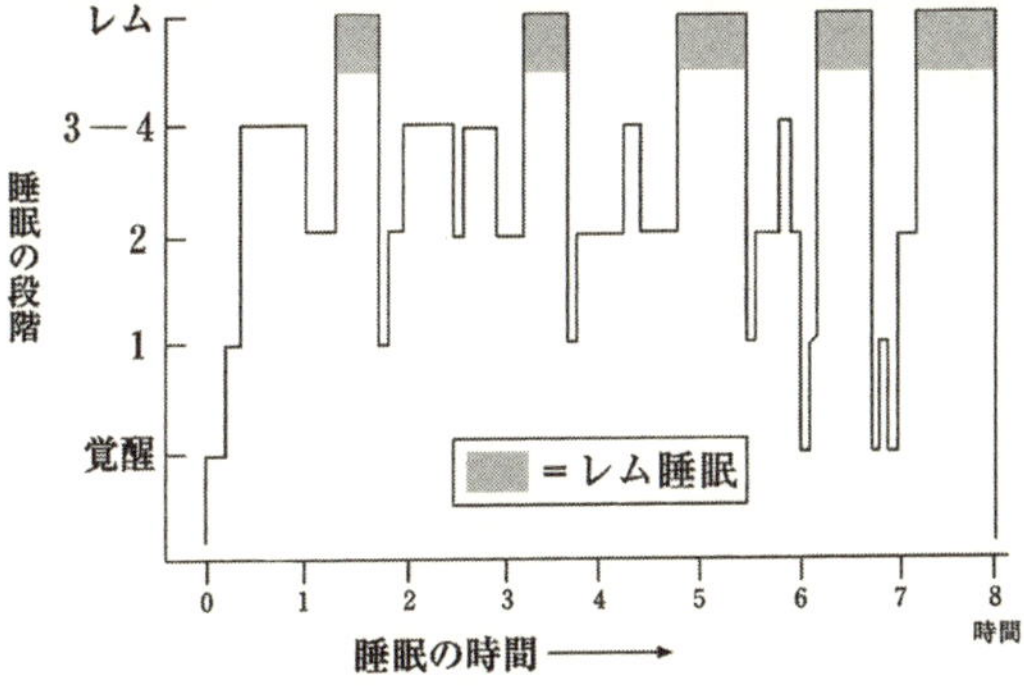

く動くことを、英語の頭文字をとって「レム」といい、このときの睡眠を「レム睡眠」と呼んでいます。人はレム睡眠のときに夢を見ます。

睡眠は4段階に分類される

さて、脳波から睡眠を分類すると、4段階のノンレム睡眠とレム睡眠に分けられます（41ページ下図参照）。

覚醒時には脳波は低く、細かな波が並びます。このときに目をつぶると、いわゆるアルファー波が出てきます。そして、うとうとしはじめるとシーター波が現れます。

これが眠りの第1段階になります。このときは夢うつつの状態で、眠ってはいないのですが、起きてもいないという状態です。この状態のときには、妄想なのか現実なのかわからないような夢を見ます。

次に睡眠は第2段階に移ります。このときまでは脳波はゆっくりになります。第2段階までは、外部の物音ですぐに目が覚めるような状態です。高齢者はこの段階の眠りが主なので、子どものときのようにぐっすり眠れないと悩むケースも見られます。

第3、4段階は分けられないことが多く、普通この2つは別々にしていません。このときは、脳波は非常に大きくなり、ちょっとした物音では目が覚めない状態になっています。

この状態から再び浅い眠りに移りますが、ちょうど眠りから90分くらいたつと、急に脳波が覚醒時のように細かく波をうち、眼球が左右に動きはじめます。これが先に述べたレム睡眠です。

レム睡眠のときには夢を見ます。またレム睡眠は明け方に向けて次第に長くなり、最後のレム睡眠のあとで目が覚めます。

レム睡眠を「浅い夢の状態」「覚醒時に近い眠り」と表現することもできます。しかし、体はまったくマヒしたような状態で、「眠りの特徴を示す眠り」ということで深い眠りに分類する人もいますので、ここではその分類にしたがっています。

では、レム睡眠のときの脳はどのようになっているのでしょうか。

レム睡眠のときは、脳幹の橋《きょう》という部位から刺激が起こります。これが視床の外側膝状体《がいそくしつじょうたい》という部分を刺激し、さらに後頭葉の視覚野を刺激します。だから夢を見るのです。

この刺激は後頭葉だけでなく、大脳皮質の別の部分も刺激しています。ある時期にレム睡眠が始まり、それが終わってノンレム睡眠に移る仕組みも、しだいにわかってきていますが、説明が長くなるのでここでは省くことにします。

ノンレム睡眠時には酸化された細胞が修復

さて、眠っているときの神経細胞の様子を見てみましょう。これについては、最近、次のようなことがわかってきました。

私たちの体の細胞はつねに活性酸素、またはフリーラジカルと呼ばれる酸化力の強い物質で酸化されています。

体は酸素をとりこんで、これによって栄養としてとりこんだ炭水化物などを酸化し、エネルギーを獲得しています。

物質が酸化されると、最後は二酸化炭素と水になりますが、この過程で酸素イオンが十分な水素イオンを見つけることができないと、非常に酸化力の強い酸素化合物を形成してしまいます。

全体として非常に酸化力の強い物質をフリーラジカルといい、この中に活性酸素といって、酸素原子を含むものも存在します。

細胞の膜などがフリーラジカルで酸化されると、機能がスムーズに働かず、分解されやすくなって、細胞としての機能を失います。これを防ぐために、いろいろな物質が酸化された膜などを還元してもとに戻す作用をしているのです。

たとえば、スーパーオキサイドジスムターゼ（SOD）といわれる酵素は、フリーラジカルのスーパーオキサイドを分解し、酸化を防ぎます。また、ビタミンCやE、グルタチオン、メラトニン、尿酸などは、酸化物を還元する力をもっています。

さて、**ノンレム睡眠のときの神経細胞の状態はどうかというと、機能は低下**

し、代謝も下がります。つまり神経が活動しにくくなり、意識がなくなるのです。このときに酸化された細胞が修復されている、という考えが有力視されています。

レム睡眠は不安・恐怖・うつの感情にかかわる

では、レム睡眠の役割はどうでしょうか。

レム睡眠のときには大脳の細胞はむしろ活発に働いているのですが、セロトニン神経とノルアドレナリン神経は活動を止めています。このことは、これらの神経の修復がされていることを意味しています。

では、セロトニン神経は、どのように作用しているのでしょうか。この神経は脳幹の縫線核《ほうせんかく》という部分に細胞体があり、これが大脳皮質全体や辺縁系《へんえんけい》といわれる感情の場などにも神経突起を出しています。

辺縁系には扁桃《へんとう》と呼ばれる部位があり、ここを刺激すると、動物も人も急に怒ったり、恐怖をもったりします。また、扁桃の外側部には快感を感じる部位もあります。同じく辺縁系の帯状回《たいじょうかい》の前部は、うつ、不安のときに活動が高まります。

これに対して、縫線核からのセロトニン神経や、青斑核《せいはんかく》からのノルアドレナリン神経は、辺縁系に神経を送って刺激されることで、その末端からセロトニン、ノルアドレナリンを放出し、その作用で不安、恐怖、うつの感情は抑えられるのです。

つまり、**レム睡眠のとき、セロトニン神経とノルアドレナリン神経が活動を止めているということは、目覚めているときに、うつや不安にならないようにしているのだと考えられます。**

しかし、セロトニンやノルアドレナリンが少ないということは、裏返せば、うつ状態になっているということでもあるのです。したがって、夢には一般に不安をあおるもの、恐怖感を感じさせるものが多いのです。

では、うつ病の人の眠りはどのようになっているのでしょうか。

このような疾患のある人は、眠るとすぐにレム睡眠に入ります。つまりレムのときのセロトニン神経の停止が、脳の仕組みを異常にしているのです。そこで、レム睡眠をとらせないようにすると、うつの症状は改善されることがわかっています。

睡眠は情報の整理にもかかわっている

レム睡眠のときは脳の神経活動は盛んだと述べましたが、果たして実際にはどうでしょうか。

これについては最近、記憶との関係が注目されています。

たとえば試験勉強をしているようなときには、レム睡眠の量が増しています。またレム睡眠をとらせないようにすると、記憶力が低下します。知的障害などがある子どもはレム睡眠の量が少ないという研究結果もあります。

しかし最近では、ノンレム睡眠も記憶の固定に関係し、勉強したあとでノンレム睡眠をとらないと、記憶が固定できないということもわかってきました。

記憶には、名前、出来事の記憶といった言葉で説明できる記憶（私はこれを

「陳述的記憶」と呼んでいます）と、自転車に乗るとか泳ぐ、ピアノを弾くといった言葉では説明できない記憶（私は「体得の記憶」と呼んでいます）の２種類があります。

この体得の記憶も、眠りによって固定されるということもわかってきました。つまり睡眠は、神経の修復の過程で情報の整理をしていて、必要な情報は固定し、必要でない情報は削除しているのです。

興味深い最近の研究によれば、記憶の量は時間とともに減るのですが、よく眠ると記憶が固定され、忘却の程度が減ることがわかったということです。

不安はGABAを増やすと防げる

さらに、眠りにとってもうひとつ大事な神経伝達物質があります。それはGABA（ガンマ・アミノ酪酸）と呼ばれる物質で、神経の興奮を抑える作用をしています。

うつや不安のときには、辺縁系や左右の脳のおののの真ん中に位置する細胞集団（核）の大脳基底核が活動していることがわかっていますが、ここはまた、運動に関与したり、外界の情報の中継点としてフィルターをかけている部分です。

このフィルターによって外界の情報が選別され、何をするか、何を考えるかを決めているのです。

この部位が故障すると、正確な情報が選別できなくなり、たとえば「カギをかけたかどうか」などの不安が抑えられず、つねに強迫観念をもつようになります。これが大脳基底核の異常からくる不安神経症です。

このときにGABAの作用が増すベンゾジアゼピン系の鎮静剤を用いると、不安は軽減されます。

このように、多くの睡眠薬や入眠薬に含まれているのは、脳内のGABAの活動を増やす物質で、ベンゾジアゼピン系の薬物はその代表といえるでしょう。

また、うつ病やパニック障害、強迫神経症などには、脳内のセロトニンやノルアドレナリンを増やす薬を用います。こうしたことから、最近では抗うつ剤として、脳内のセロトニンとノルアドレナリンの両方を増やす薬、SNRIが用いられています。

日周リズムは体中の細胞にある

日周リズムの遺伝子についてお話ししましょう。これには現在、Clock, Periodなど4つの遺伝子が知られていて、眠りや覚醒を交互に起こすように働いています。

光は視交叉上核に作用して、睡眠のリズムを遺伝子に刻みこみます。普通、睡眠はこの視交叉上核のリズムにしたがっているので、暗いところにいても、自動的にこのリズムは働いて、ある時間がくると眠くなるのです。

ところが、この日周リズムを司る遺伝子は、視交叉上核だけでなく、肝臓や消化管や心臓、つまり体のすべての細胞にあることがわかりました。

急に時差のあるところへ行くと、視交叉上核の日周リズムを司る遺伝子も、新しい時間をセットするのに時間がかかるために、時差ボケという現象が生まれます。たとえ視交叉上核がいち早く新しい時間をセットしても、ほかの細胞がセットするのに時間がかかるために、眠気がなくなっても昼間でも体がだるい、なんとなくやる気がしないという現象が生まれます。これなども、体の遺伝子が視交叉上核の遺伝子と同じ時間を刻んでいないからです。

同様のことは、睡眠薬を飲んだあとにも起こることがあります。12時間も眠っても体が鉛のように重い、だるい、食欲がないと訴える人がいますが、これも、リズムは脳の遺伝子だけが刻んでいるのではないという証拠です。

体全体で同じリズムで眠ったり起きたりしてはじめて、体は正常に機能します。睡眠薬で脳だけ無理に眠らせても、眠ったことにはならないのです。

体と脳を上手に連携させる自律神経訓練法などが効果をもつのは、この理由からといえます。

眠りについては医学的に興味深いこと、重要なことがたくさんありますが、この本は実践を旨としますので、理論的なことはここまで書いたことで十分でしょう。

朝型人間、夜型人間が生まれるメカニズム

女性に朝型が多いのはなぜ？

あなたの周囲にも夜いつまでも起きていて平気な人と、遅くなるとすぐに眠くなる人がいると思います。

飲み会などをやると、ある人はいつまでも元気で「2次会に行こう！」と誘い、しばらくすると「3次会に行こう！」などとまた立ち上がります。しかし、周囲を見るとすでに眠りこんでいる人もいるし、なんとか目をあけているのがやっとという人もいます。

どうして、人によってこんなに違うのでしょうか？

人が朝型か夜型かは遺伝子で決まっていて、これを変えるのは難しいとされます。その中で一般的に女性のほうが朝型が多いのは、過去の男社会の名残と考えられます。

昔の社会では男性が夜遅くまで遊んで、朝はなかなか起きなくても文句をいう女性はあまりいませんでした。

しかし、女性が朝起きられないと大問題でしたし、赤ん坊の泣き声に敏感な女性が自然に選択されてきたとも考えられます。そんな社会的な状況から、女性に朝型の睡眠タイプが多いのは当然と思われます。

このような**女性型睡眠は、男性にくらべると断片的な睡眠になりやすい**のです。睡眠の周期（90分のノンレムと20分のレム）を見ても、女性は男性よりも短く、3、4段階の眠りの量も男性より少ないのです。

眠りを誘うセロトニンの量も女性は男性にくらべて少ないために、不眠になりやすく、また女性ホルモンは脳内のセロトニンの量を増やし、うつを防ぐのですが、月経前とか出産後は黄体や胎盤からの女性ホルモンが減るので、脳内のセロトニンが減り、うつになるケースが多いのです。

このために月経前は睡眠時間が短くなり、疲れやすく、イライラしがちになります。

また妊娠中も睡眠が途切れがちになるため、うつになりやすく、朝目覚めても起きることができなくなります。

自分が朝型か夜型かチェック

しかし、年をとると男性も朝型になっていきます。これは年とともに体内時計が短くなるからです。

中高年は朝型で、高齢者はさらに明け方型になります。高齢者は夜寝るのが早く、食後すぐにでもうとうとする人が多いため、朝暗いうちから目が覚めるのです。

では、あなたは朝型人間でしょうか？　それとも夜型でしょうか？

次ページからの〈朝型・夜型チェック〉表でチェックしてみましょう。

朝型・夜型チェック

1 自分の気分だけで決められるなら、下の図の何時に起きたいですか

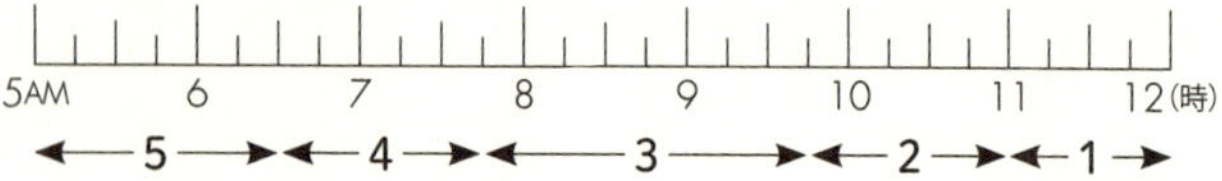

2 自分の気分と体調だけで決められるなら、下の図の何時に就寝したいですか

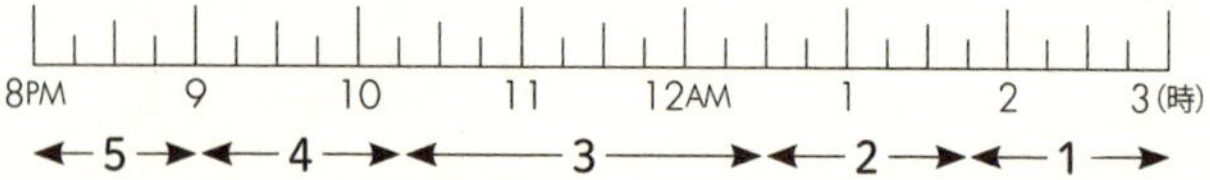

3 もし朝のある時刻に起きなければならないとしたら、どの程度、目覚まし時計に頼る必要がありますか

□ まったく頼らない	………4
□ 少し頼る	………3
□ かなり頼る	………2
□ 非常に頼る	………1

4 普通の環境で寝た場合、朝起きるのはどのくらい楽ですか

□ まったく楽でない	………1
□ 楽ではない	………2
□ かなり楽だ	………3
□ 楽だ	………4

5 **朝目が覚めてからの30分間、どのくらい頭がはっきりしていますか**

□ まるではっきりしない	……… 1
□ 少しはっきりしている	……… 2
□ かなりはっきりしている	……… 3
□ 非常にはっきりしている	……… 4

6 **朝起きてからの30分間、食欲はどうですか。**

□ まったくない	……… 1
□ あまりない	……… 2
□ かなりある	……… 3
□ 非常にある	……… 4

7 **朝起きてからの30分間、どのくらい疲れを感じていますか**

□ 非常に疲れている	……… 1
□ かなり疲れている	……… 2
□ かなり元気だ	……… 3
□ 非常に元気だ	……… 4

8 翌朝何もする必要がないときに、普通の晩にくらべて何時に就寝しますか

- □ 遅くすることはまずない ……… 4
- □ 1時間以内遅らせる ……… 3
- □ 1〜2時間遅らせる ……… 2
- □ 2時間以上遅らせる ……… 1

9 週2回1時間ずつ、朝7〜8時の間に運動するとします。あなたのリズムを考えると、これはどのくらい大変ですか

- □ 大丈夫である ……… 4
- □ かなり大丈夫である ……… 3
- □ 困難である ……… 2
- □ 非常に困難である ……… 1

10 下の図で、夜の何時になると疲れて眠りたくなりますか

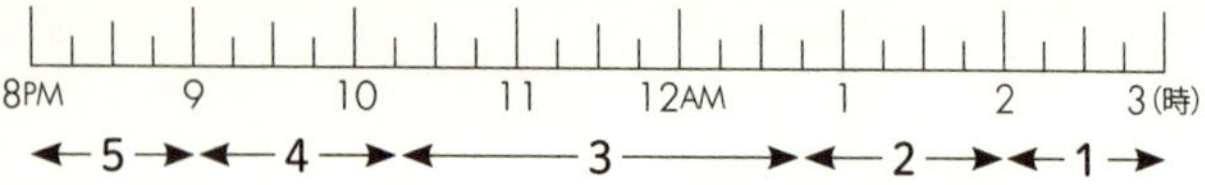

11 **非常につらいテストを受けなくてはならなくなりました。自分でテストの時間を決められるなら、何時がいいですか**

□ 8:00AM〜10:00AM	……… 6
□ 11:00AM〜1:00PM	……… 4
□ 3:00PM〜5:00PM	……… 2
□ 7:00PM〜9:00PM	……… 0

12 **11時に就寝するとすると、あなたはそのときどのくらい疲れていますか**

□ 全然疲れていない	……… 0
□ 少し疲れている	……… 2
□ かなり疲れている	……… 3
□ 非常に疲れている	……… 5

13 **いつもより2時間遅く眠ることになり、翌朝決まった時間に起きる必要がないとき、あなたはどのような行動をとりますか**

□ 普通の時間に起き、眠気を感じない	……… 4
□ 普通の時間に起きるが、その後居眠りをする	……… 3
□ 普通の時間に起きると、また寝る	……… 2
□ 普通より遅く起きる	……… 1

14 **夜勤で朝4～6時まで起きている必要があります。しかし翌日は特別することもありません。あなたはどうしますか**

□ 夜勤が終わるまで眠らない	……… 1
□ 夜勤の前に仮眠をとり、夜勤後に眠る	……… 2
□ 夜勤の前にぐっすり眠り、夜勤後に仮眠をとる	……… 3
□ 夜勤前に完全に寝ておく	……… 4

15 **激しい運動を2時間しなくてはならないとします。あなたのリズムからもっともよいと思われる時間帯はどれですか**

□ 8:00AM～10:00AM	……… 4
□ 11:00AM～1:00PM	……… 3
□ 3:00PM～5:00PM	……… 2
□ 7:00PM～9:00PM	……… 1

16 **週2回1時間ずつ、夜10～11時の間に運動をするとします。これはあなたにとってどのくらい困難ですか**

□ 大丈夫	……… 1
□ だいたい大丈夫	……… 2
□ かなり困難	……… 3
□ 非常に困難	……… 4

17 あなたは夜勤時間を自分で選ぶことができます。1日5時間続けて働く必要があります。この仕事には興味があり、給料もよいとします。下の図のどの時間帯で仕事をしたいですか

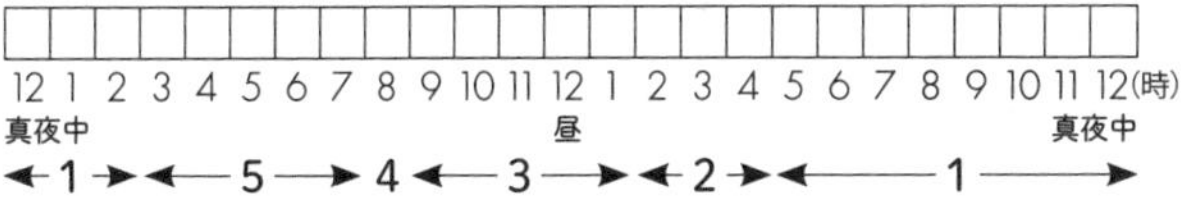

18 1日のうちのいつ、あなたはもっとも気分がよいですか

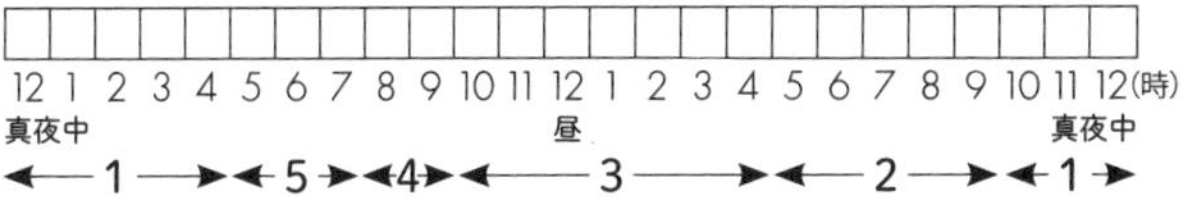

19 よく朝型、夜型の人がいるといいます。あなたは自分でどちらに属すと思いますか

□ 絶対に朝型	……… 6
□ どちらかというと朝型	……… 4
□ どちらかというと夜型	……… 2
□ 絶対に夜型	……… 0

(J. A. Horne and O. Ostberg Internasional J. Chronology 4;97, 1076より)

→＜診断＞は62ページ

いかがでしたか？

問1・2・10・17・18は、矢印の中の数が点数です（問17は5時間の大部分が入る場所の数を選びます。問17の「4」は極端な場合で、朝8時がちょうど中間にくるようにしたいという人です）。

問3〜9、11〜16、19は、右端の数字が点数です。

すべて足して、合計点を出してください。

〈診断〉

16〜30点……絶対に夜型タイプ

31〜41点……かなり夜型タイプ

42〜58点……どちらでもないタイプ

59〜69点……かなり朝型タイプ

70〜86点……絶対に朝型タイプ

「かなり朝型」「どちらでもない」「かなり夜型」と診断された人は普通の人です。時差や夜勤などの交代勤務にも、かなり適応できます。

「絶対に朝型」は、朝起きがけには元気があるのですが、次第に疲れてきて、夜は眠くてたまらないというタイプです。夜間の交代勤務や、時差、労働時間の変化などに適応することに苦労をともなうでしょう。

「絶対に夜型」タイプの場合、あなたは朝の仕事には不向きです。しかし、時差には強く、夜勤などの交代勤務はほかの人より楽に感じるでしょう。

「絶対に朝型」「絶対に夜型」タイプの人は、周囲と協調してさまざまなことを実行に移すのは困難だと思われます。

これらのことは体内時計が決めているのです。

あなたの性格ではありません。

ですから、無理にタイプを変えようとする必要はありません。

自分のタイプに合わせた生活のリズムを工夫し、自分のタイプに合う仕事をして、自分流の生き方に変えていくことが大切です。

不眠の影響はどこに出る

不眠、不安からうつ状態に

不眠になると、どのような問題が起きるのでしょうか。

Aさんは私もよく知っている出版社の社員です。彼は単行本を担当していたのですが、最近では出版社も不況のあおりを受けて、新入社員を採用しないだけでなく、リストラを断行、人件費を節約するために制作を外部へ発注するケースが多く見られます。

しかし、どうしても社員でなくてはできない仕事もあり、仕事の量は以前よりもはるかに多くなっていました。

彼はいつしか仕事を家に持ち帰り、夜中の2時、3時まで仕事をする習慣になっていました。そして、仕事が一段落するとウイスキーの水割りを2、3杯飲んで眠るという日々の繰り返しでした。

ある日、人事異動があり、彼は慣れない総務への移動を命じられたのです。彼自身は気づいていなかったのですが、彼の仕事ぶりが編集長は気に入らなかったようです。

この配置転換はいやがらせ、いや、いじめといってもよい仕打ちでした。会社は彼をていよく辞めさせようとしたのです。

こうなると彼の精神状態は穏やかでなく、今までのように酒を飲んで寝ようと思っても眠れなくなりました。

重い頭を抱えて、遅く出社する毎日が続きました。しかし、総務は編集と違い、普通のサラリーマン生活を要求されるので、朝早く出社することが社員としての鉄則となっています。

彼は次第に追いつめられ、不眠がさらに激しくなりました。やむなく心療内科で診察を受け、睡眠薬をもらうようになりました。しかし、状況は改善しません。不安と将来に対する心配がいつも心から離れなくなりました。こうしてうつ状態に陥ってしまったのです。

次第に何をしても疲れを感じるようになり、集中力もなく、人に会うのも嫌になって、しばらく休暇をとることにしました。

会社内での彼への評価はまったく低下の一途をたどり、もはや彼の居場所はありませんでした。結局彼は会社を辞め、現在はフリーランスとして文章を書くことで生計を立てています。

不眠、イライラ、頭痛に悩むOL

B子さんも一流大学を卒業したOLです。田舎の良家の生まれで、東京の男女共学の私大に入ることが決まったときなどは、父親が激しく反対したほどでした。それほど厳しく、かつ深い愛に包まれて育てられたのです。

結局、彼女は大学の寮に入ったのですが、夜の門限は8時にするなど、厳格な規律を守ることで、父親との妥協が成立し、東京生活は始まりました。

しかし、実際に門限を守るためには、クラブのコンパでさえ8時には帰らなければなりませんでした。異性との接触もあまりなかった彼女にとって、男性との交際自体、苦手なことでした。とにかくまじめ一方の学生として生活し、卒業したのです。

そのかいあってか、化粧品メーカーの本社に勤めるという恵まれたスタートを切りました。最初は仕事が面白くてたまらなく、忙しすぎたために恋をする暇もありませんでした。

しかし、仕事を続けているうちに、同期の女子社員はみな結婚して会社を去っていきました。しかも、彼女たちのお相手のほとんどは大学時代に知りあった男性でした。

そうした現実を目の当たりにした彼女は、自分の学生時代には欠けたところがあったのかもしれないと思い始めました。あれほど面白かった仕事でさえ、「将来どの程度昇進して、やりたいことができるのだろうか」という疑問も生まれてきました。

結婚、家庭、職場……不安が頭をよぎります。しだいに彼女は不眠とともに、イライラする、頭痛がする、気持ちが落ち着かないなどの体の不調も目立つようになってきました。

彼女は現在でもＯＬ生活を続けていますが、いつまでもつか不安だといいます。

不眠の奥には精神的な問題が

以前、『不眠な人々』という本を執筆し、ご自身も重度の不眠に悩まれたというライターの矢崎葉子さんと、ＮＨＫの深夜番組で対談したことがありました。その彼女が不眠になり始めたときの様子を、彼女の本から引用してみましょう。

これは医師に自分の不眠を説明する場面です。

「会社員だった頃は忙しくて眠る時間がなかったくらいで、もう倒れるように寝こんでました。その頃は、寝不足感はあったけど、熟睡はしてました。それが、会社を辞めて執筆生活になってから、職住一体でしょ。とにかく、寝ようかと思っても、なかなか眠れないんです。書いた原稿が残像として頭にあるから、原稿のあの部分を別の言葉にしようかなとか、今度の取材は緊張するなとか、あの資料はどこにしまったっけ、みたいなことを考えちゃうんです」

で、朝刊の配達される音を聞き、新聞を読みはじめ、テレビなんか見て、ワイドショーがはじまるぐらいの時間になってやっとうとうとしてくるのだ。起きるのは昼前。たいてい電話が鳴って、起こされるという生活だった。

（『不眠な人々』新潮社ＯＨ！文庫より）

矢崎さんはうつ病ではなく、睡眠のリズムが変わってしまい、昼間に眠りのピークが移っているといってもよいと思われます。

しかし、原稿や取材のことが頭を離れないという点では不安神経症、つまり、心配事がいつも頭に浮かんで離れないという症状があるように思われます。

実際に不眠の人に、「不眠でどのように困っていますか」と聞くと、答えは「体がだるい」「疲れやすい」「集中力がなくなる」「イライラする」など、うつや不安の症状を訴えます。

では、不眠がうつを招いたのか、うつの状態が不眠をもたらしたのかという問題を考えてみましょう。

そこで、次ページの〈不眠の影響チェック〉表の質問に答えてみてください。項目すべてが「かなりある」または「非常にある」の場合には、深刻な不眠の影響があります。また3つ以上の項目で「ある程度ある」がある場合も、不眠が体に悪い影響を及ぼしています。

このうち、「日中、眠気がとれない」「目覚めが悪い」以外はすべて、うつ、不安の症状です。

つまり、**不眠の奥にそのような精神的な問題があり、それが不眠として表れ、さらにそれがうつ、不安、イライラを増している**のだと考えられます。

不眠症の影響チェック

	ない	ある程度	かなりある	非常にある
体がだるい				
疲れやすい				
頭がぼーっとする				
日中、眠気がとれない				
集中力がなくなる				
目覚めが悪い				
生活のリズムが狂う				
イライラする、怒りっぽくなる				
頭痛				
体力がなくなる				
気持ちが落ち着かない				
体がむくむ				
食欲不振				

不安を呼び起こす脳の仕組み

では、うつ病、不安神経症などは、どのような脳の仕組みで起きるのか、簡単にご説明しましょう。

うつ病の要因としては、①遺伝的な面(一卵性双生児の場合、一方がうつ病の場合には、もう一方の70%くらいはうつ病になるとされます)、②外界の影響、つまりストレスによって脳の機能が妨げられること、③ものの考え方のゆがみ、が考えられます。

ストレスもそれをどのように受け止めるかという点で、遺伝やものの考え方と無関係ではありませんが、最近ではうつの発症にストレスが重要な役割を演じているという考えが主流となっています。

では、ストレスは脳にどのような影響を与えるのでしょうか。

ストレスを受けると、視床下部というところから、副腎皮質刺激ホルモン放出ホルモン(CRH)という長い名前のホルモンが出ます。

これが下垂体から副腎皮質刺激ホルモンを分泌させます。副腎皮質刺激ホルモンは副腎皮質に作用して、いろいろなホルモンを分泌させますが、とくにコルチゾルを多く分泌させます。

コルチゾルというホルモンは、本来、危険に際して血糖値を上げて、エネルギーを蓄え、敵や危険な場所から逃れるか、相手を倒して身の安全を守ろうとするホルモンです。

しかし、いったん危険が過ぎるとコルチゾルは視床下部や下垂体に働いて、放出ホルモンや刺激ホルモンを制御して分泌を少なくします。

ところが**うつ病の場合には、絶え間なくストレスを感じているため、コルチゾルが多量に分泌し続ける状態になっている**のです。

このような状態が続くと、コルチゾルは脳の細胞と結合して、脳を障害してしまいます。

とくに記録の入り口である海馬の細胞と結合しやすく、この状態が続くと海馬の細胞は死滅してしまい、記憶力が極度に低下してしまいます。

もともと海馬は視床下部からの放出ホルモンの分泌を抑えているのですが、海馬の働きが抑制されたり、海馬の細胞が死滅すると、この抑制が効かなくなり、コルチゾルがいつも分泌した状態になります。

コルチゾルで脳の機能が障害されると、不安やうつな気分が抑えられないだけでなく、セロトニン神経も働かなくなります。

逆の見方をすると、もともとセロトニンの量が少ない人だからコルチゾルが分泌し続けるのかもしれません。

不眠、うつ病に効く薬

うつに効果を発揮する物質としては、セロトニンとノルアドレナリンがあげられます。これらの物質は脳を活性化し、不安やうつの部位とされる帯状回や扁桃の活動を抑えます。

逆にセロトニンが少なくなると、帯状回、扁桃の活動は高まり、ストレスの感受性が高まります。これは不眠の引き金になりますが、不眠がさらにストレ

ストレスとコルチゾル

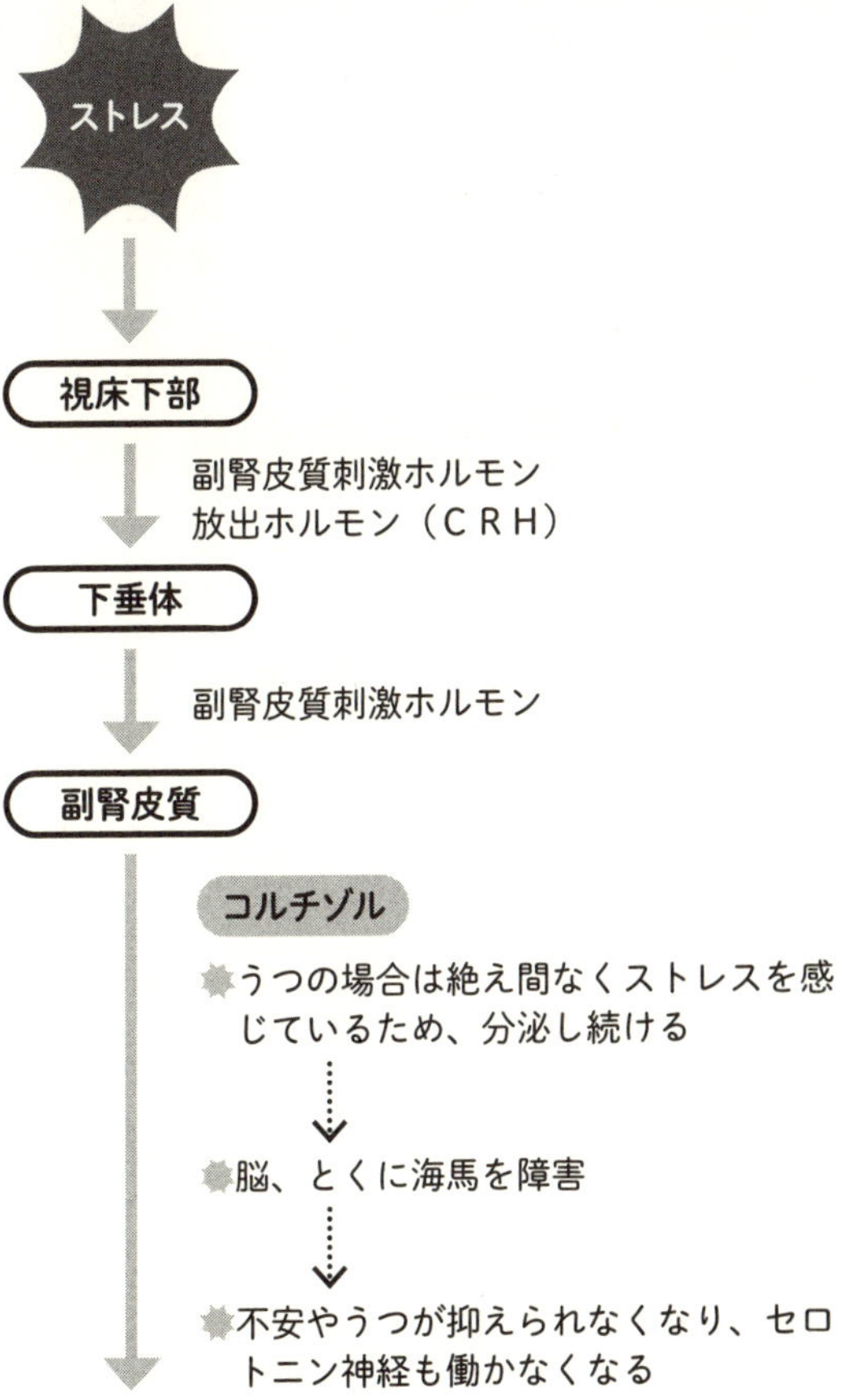
ストレス
視床下部
副腎皮質刺激ホルモン
放出ホルモン（ＣＲＨ）
下垂体
副腎皮質刺激ホルモン
副腎皮質
コルチゾル
うつの場合は絶え間なくストレスを感じているため、分泌し続ける
脳、とくに海馬を障害
不安やうつが抑えられなくなり、セロトニン神経も働かなくなる

スの感受性を高めるという悪循環を引き起こします。

現在使われているうつの薬、さらにパニック障害とか強迫神経症の薬は、脳内のセロトニンの作用を高めるものです。

まず、セロトニンが神経末端から放出されるときには受容体と結合するのですが、この受容体を刺激する物質はうつを防ぎます。

放出されたセロトニンなどは、もとの神経に再取りこみされますが、その後モノアミン酸化酵素（MAO）により分解されます。この分解作用を抑えると、セロトニンなどの量が多くなり、うつ、不安が治るのです。

うつや不安を解消する薬には、イプロニアジド、イソニアジドなどが有名ですが、最近では副作用の少ない、オーロリックスなども発売されています。

そのほかには有名なSSRIがあります。これはセロトニンの再取りこみを抑えて、いつまでもセロトニンをシナプス間隙に存在させようとする薬です。薬品名としてはプロザックが有名で、日本では薬品名パキシル、ゾロフトなどがうつに有効とされています。

また、セロトニンとノルアドレナリンの両方の再取りこみを抑えるSNRIもあります。

不安神経症の場合には、とくに帯状回が活動しています。一般にGABA（ガンマ・アミノ酪酸）はそのような神経の活動を抑えるので、GABAの働きを高める物質が薬として使われます。これに属する代表的なものにベンゾジアゼピン系の薬があります。

このうちで催眠作用の強いものを不眠の薬として、鎮静作用、抗不安作用の強いものを不安神経症の薬として使っています。

自分のストレス度をチェック

では、あなたのストレス度はどのくらいでしょうか。

ストレスがあるかないかを、体の状態でチェックする方法もあるのですが、それよりも、自分にとっては何がストレスになっているのかを知ることが、不眠対策としてはもっとも大事なことです。

80ページの〈ストレスのチェック〉には、何にストレスを感じているかを知るための項目が示されています。まずこれに正直に記入してみましょう。ストレスの原因となっていると思われる状況を、実際に書きだしてみることが重要です。

あなたにとっては、子どもの受験や学校の成績が問題なのでしょうか。夫や妻、姑との関係でしょうか。仕事上の問題で上司や仲間とうまくいかないことでしょうか。正直に書いてください。

次にそのストレスの対象となる人、事件などを書いてください。なぜそうなのかという理由も書きます。

そして次に、そのときに自分が感じる気持ちも書いてください。怒りですか、憎しみですか、不安ですか、恐れですか。

最後に、ストレス解消のために何をしているのか書きましょう。運動ですか、引きこもりですか、他人と話したり、外出などですか。

もし、よいストレス解消法がない場合、あなたはうつ、不安の方向に向かっています。そのことがまた不眠の原因になっているのです。

うつでも不安でも、話したり書いたりすると気分が晴れるという特徴をもっています。

私たちの左脳の前頭前野は、楽天的な感じをもつ場所です。

一方、右脳の前頭前野はうつを生む場所といわれます。

言語中枢は左脳の前頭葉の後下部にあるのですが、言葉を考えたり、一時的に言葉を取りだして使う場所は、先に述べた左脳の前頭前野にあります。

話したり、書いたりして自分の感情を表現する行為は、この部位を刺激するために、気分が明るくなり、ストレスにも強くなるのです。

ですから、**この質問にいつも答えて、自分の感情を記録し、繰り返しそれに対する対処法を書くことは、不安からくる不眠症の人にとっては非常に大事な**ことです。

一度書いたらおしまい、にはしないことです。

ストレスのチェック

1 家庭や職場など暮らしの中で、あなたがストレスを感じる状況を3つあげてください

1.

2.

3.

2 ①のストレスの原因が特定の個人や事件だとしたら、その人の名前や事件、理由をそれぞれ書いてください

1.

2.

3.

3 ②のそれぞれにおいて、今改めてどんなふうに感じるか、自分の気持ちを書いてください

1.

2.

3.

4 ストレスを感じたときに、どうすれば慰めが得られたり癒されるか、考えて書いてください

1.

2.

3.

あなたの不眠はうつが原因かもしれない

あなたのうつ状態をチェック

現代日本はうつ病の国といってもよいくらいです。

自殺者は平成10年から26年まで、毎年2万5千人を超えています。自殺指向の人はその10倍以上、さらにうつの人はその10倍以上の250万人とも350万人ともいわれます。

これらうつの人は物事を暗く考え、過去の小さな失敗について必要以上に自分を責めるという特徴があります。

また、未来に不安を感じ、人に会いたくない、仕事に意欲がわかない、疲れやすい、気力がない、集中できないなどという症状が出ます。

さらに、夜、寝つきが悪い、明け方目が覚めるともう眠れないという不眠に悩まされます。

眠れないことがさらに不安を招き、「体に悪いのではないだろうか」「頭が休息していないのではないか」「ボケたりするのではないだろうか」などと心配になります。

これがさらに不安を増し、不眠を強めるという悪循環に陥ります。

つまり、**あなたの不眠の根源には、うつな気分があるのかもしれないということです。もしそうなら、うつを治さない限り、不眠は治らないのです。**

では、あなたのうつの度合いをチェックしてみましょう。

次ページの〈うつ状態の自己診断〉をしてみてください。自分の気持ちに正直に答えましょう。

チェックし終えたら、点数を足して合計点を出してください。診断は86ページにあります。

うつ状態の自己診断

	ない =0点	時々ある =1点	かなりある =2点	非常にある =3点
考えと気分				
不幸な気分になる				
悲しい気分になる				
泣きたくなる				
希望がなくなる				
がっかりする気分になる				
自分は無価値だと思う				
将来に希望がもてない				
罪悪感がある				
自分を責める				
決断ができない				

行動と人間関係				
孤独				
家族や友人に興味をもてない				
家族と過ごす時間が少ない				
仕事に興味をもてない				
やる気がない				
仕事をしないようにする				
人生に満足できない				
体の異常				
疲れる				
食欲がない				
眠れない				
健康が心配				
性に興味を失う				
自殺願望				
自殺したくなる				

→<診断>は86ページ

〈診断〉
0〜8点……正常範囲
9〜20点……軽いうつ状態
21〜40点……中程度のうつ病
41〜55点……重度のうつ病
56〜66点……強いうつ病

「中程度のうつ病」あたりの段階で治さないと不眠に陥り、ますますうつは悪化していきます。

うつからくる不眠の治療法

うつ病の原因はさまざまですが、治療法もまたいろいろあります。大別すると3つになると思います。

ひとつは薬物療法です。うつ病と受診されると、最近では、まずSSRIが処方され、パキシル、ルボックスなどの薬剤を服用するようにと指導されます。

2つめは、ものの考え方を変えること。

3つめは、日常の行動や食べ物など、生活の仕方への指導です。

これらのことを総合すると、うつ病というのは、見方によれば生活習慣病といえなくもありません。

うつになりやすい人の見分け方

さて、うつは通常「感情の病」だといわれます。気分が暗い、明るいことが考えられない、過去をくよくよ悩む、将来に不安を感じる、などが特徴でしょう。だから感情を明るく変えるのがよい、などという指導がなされます。

ある精神科の医師は、「あまり仕事に根をつめない」「リラックスして考える時間をもつ」「外に出て気晴らしの運動をする」「旅行などで今の環境を変えてみる」などの意見を述べています。

しかし、うつのときには、仕事をしていないと不安になり、リラックスなどできないのです。

気分的にも暗く、不愉快なことばかりで、旅行中もくよくよ考えてばかりいて、少しもうつの気分はよくならないのが普通です。

こうしたうつ病対策として、欧米の会社では、社員の心の悩みをプロのカウンセラーにまかせて職場環境を整える「従業員支援プログラム」が作られているほどです。

この中でどのような人がうつになりやすいのか、見分け方が書いてあるので、以下にご紹介しておきましょう。

①ちょっと風邪をひいたくらいで仕事を休むのは他人の迷惑になると思い、休めない。
②仕事をこつこつとやり、手を抜くことができない。
③周りに気を使うので、パーティなどでは場を盛り上げるのに一生懸命になる。

④仕事をまじめにやり、間違いがないので周囲からは信頼されている。
⑤なにかを頼まれると断れない。
⑥上司、同僚、部下の評価を気にする。

感情の仕組みを考えよう

うつとの関連で、最近、感情の仕組みについて新しい考え方が出されています。

前にも述べましたが、私たちの感情は、辺縁系といわれる扁桃とか帯状回の活動が生み出します。

まず外界の情報は、大脳新皮質（視覚、聴覚、体性感覚など）で認識されます。

その結果、その情報が何であるか理解されます。

これが帯状回に送られ、感情が生まれます。

さらに海馬、扁桃などを通り、さまざまな感情になります。

その後、視床下部に送られ、自律神経反応、心臓の拍動増加、汗の分泌、消化管の活動の変化、呼吸の変化などとなります。

これらの変化は帯状回に再び送られて、自分がどのような感情をもっているか認識されます。それが大脳新皮質に送られ、自分の感情への対応が決定します。

これらの感情が生まれるルートをたどっていくと、**人の感情は、ある出来事をどのように解釈するかによって決定される**ということがわかります。

たとえば、ある仕事でちょっとしたミスをしてしまったCさんのケースを考えてみましょう。これをうつになりやすい人の考え方、態度にあてはめると次のようになります。

うつ傾向のある人は、周囲の意見を気にすると述べましたが、具体的には次のような考えにとらわれます。「このミスで、同僚や上司は自分を信頼しなくなったのではないだろうか」「これからは会社でうまくやっていけないのではないか」などと考えます。

すると現在の会社における立場、将来の昇進などについての不安が頭をよぎ

感情の仕組み

外界の情報

↓

大脳新皮質

（視覚、聴覚、体性感覚）

↓

帯状回で〈感情〉が生まれる

↓

海馬、扁桃で〈さらに強い感情〉になる

↓

視床下部で自律神経の反応を生む

（心臓の拍動増加、汗の分泌、消化管の活動の変化、呼吸の変化）

↓

再び、帯状回に送られ〈感情〉が認識される

↓

大脳新皮質で〈感情〉への対応が決まる

り、しだいに気分が落ちこんでいきます。また、このような考え方になると、何をしても仕事のことが頭を離れなくなり、いつも周囲を気にするようになります。

自分が十分に信頼されていて、ちょっとのミスなどはだれも気にしないとわかっていれば、うつにならないのですが、問題は周囲の人がどのように思っているか知らないということです。

そのために上司、同僚の心を推測して心配になり、「同僚は自分を悪く思っているだろう。人事は自分の評価を下げるだろう。重役までこの話は伝わっているだろう」と考えこむために気分が暗くなるのです。

逆に、Cさんのケースでは、「失敗は人の常」と思って暗い推測をやめ、拡大解釈さえしなければ不安にならないのです。

つまり、**外界の出来事それ自体は感情とは関係なく、それをどのように解釈するかにかかっている**といえます。

このように、**うつを生む考え方を「ゆがめられた考え方」といいます。「ゆ**

がめられた考え方」には、10の種類があります。それぞれご説明していきましょう。

ゆがめられた考え方①白黒の考え

この白黒の考え方が、私たちの心をもっとも傷つけます。**あることがうまくいけばよいが、うまくいかなければもうダメだ、という考え方です。**

希望の大学に入れれば素晴らしいが、そうでなければ思うような人生はないとか、今の会社にいられればよいが、リストラされたらおしまいだ、という考え方です。中間がありません。

しかし、すべてのことがうまくいくことはありえないのが人生です。全員が目標に向かって努力しているので、自分がうまくいけば他人は失敗するでしょうし、他人が成功すれば自分は失敗する可能性があるのです。

たとえ一生懸命やっていても、自分が今やっている事業を会社が中止すると決定すれば、自分の考え方いかんに関わらず辞めさせられたり、別の部署に配属させられる可能性があるのです。

ある女性はバイオリニストになることを目指していました。彼女は高校のときにポピュラーなコンクールで上位に入賞した経験をもっています。

その後、音楽大学を出て、いくつかのコンクールに出演したものの、どうしても入賞できません。彼女は自分の才能のなさに苦しみ、激しいうつ状態に陥りました。

その後、ある人が彼女に音楽をプロデュースすることをすすめました。最初はあまり気乗りしなかったのですが、仕方なくという感じで、あるプロダクションで仕事をするようになったのです。

ところがこれが的中し、彼女は自分の天職を見つけたと、仕事に打ちこみはじめたのです。今ではうつ症状などまったくなくなっています。

彼女は、「バイオリン以外に人生はないと白黒の考え方をしていたら、今日の幸せはなかった」とつくづく述懐しています。

こうした例はたくさんあります。ぜひ白黒の考え方を改めてください。

ゆがめられた考え方②単純化

これは、一度何かに失敗すると何をやってもダメだと思う考え方です。

Cさんは作家を目指していました。あるとき、文学の登竜門といわれる賞に応募しましたが、最終選考にも残れませんでした。

彼はとてもがっかりして、「選者は有名な作家だ。彼らが自分の作品をダメだというからには、自分には能力がないということだ、もう何を書いてもダメだ」と思い、それからは作品の構想も練ることができなくなりました。

このように、何かにつまずくと、もはや何をやってもうまくいかないと結論づける考え方を「単純化」といいます。

この傾向は、最近の若い人に非常に増えています。ぜひこの考え方を改めてください。**「1回の失敗がなんだ」**というくらいの気概をもってもらいたいものです。

ゆがめられた考え方③知的フィルター

知的フィルターには、**悪いことを過大評価するという考え方**があります。

どのような家庭にも問題はあります。結婚がうまくいかない、就職が決まらない子どもがいる、など。このようなことがあると、これがよい方向に向かなくては幸福になれないと思ってしまう考え方です。

ゆがめられた考え方④肯定的なことは無視

自分にとって**よいことは重要視せず**、満ち足りた境遇に何か不安を感じて、悩むことです。

過日、うつ病で悩む50歳代の女性から相談を受けました。彼女の夫は会社を経営しています。会社は非常にうまくいっているうえ、夫は優しく、彼女のうつ病を治すためにはどんな協力も惜しまないといいます。

2人の息子さんも一流大学を出ています。そこで「あなたはこんなに恵まれているのに何が不足ですか」と聞きました。すると、「たしかに自分は恵まれていますが、なんとなく満足できない。気分が晴れないのです」という答えが返ってきました。

このケースなどは、自分にとってよいことはあまり重要視しないという考え方の典型です。

昔から「よいことがあると必ず悪いことが起こる。だからあまり喜んではいけない」という因果を間違って解釈した教えがありました。このために、何かよいことがあっても、すでに運を使ってしまったので今度はその分悪いことが起こるなどと考え、何があっても喜べないのです。

ゆがめられた考え方⑤結論を急ぐ

これには2つあります。

ひとつは他人の心を憶測するという考え方です。これは最近の若者に非常に多い考え方です。おそらく日本人の価値観が「他人がどのように思うか」「他人にどのように映るか」が判断の基準になっているからかもしれません。他人の評価をしきりに気にします。

ある会社の課長に聞いたところ、「最近の若者は、自分が上司にどのように映っているかを非常に気にして聞きたがる。こちらが疲れてしまいますよ」といっていました。

判断の基準が向こうにあれば、気持ちは非常に不安定になります。いつも相手の気持ちを気にしなくてはなりません。同時に向こうの気分によって自分の立場が影響されるとあっては、いつも相手の気分をうかがう必要があるのです。

自分の価値観を他人に依存しないという気持ちが大事です。

もうひとつは、わからない将来を予測して、悲観したり、自分はダメだと思ったりする考え方です。

考え抜いても将来どうなるかわからないことはいっぱいあります。結論が出ないので、考えれば考えるほど堂々めぐりに陥ります。

ある結論を出しても、「だけど、もし予期せぬことが起こったらどうなるだろうか」などと考えれば、また振りだしに戻ってしまいます。

昔の人は「思うてせんなきことは思わず」といいました。つまり、**どのように考えても結論が出ないことは考えないというのです。**これは非常に大事な考え方です。

話をしたり、議論をするときに、いくら議論しても結論が出ない話題になったら、「これは結論が出ないからやめよう」とその話題を止めることが大事です。

ゆがめられた考え方⑥拡大化

ちょっとした失敗でも、その影響は未来にまで続き、他人は決してそのことを忘れないだろうとする考え方です。

こうした人は、過去のちょっとした失敗も悔い続けます。昇進とか転職、定年後の再就職のときなどに、だれかが昔の失敗をとりあげ、その可能性を潰すのではないかと恐れたりします。聞いてみると、じつにたわいのないことです。

ある宗教家は「他人は自分が思うほど自分のことを気にしてはいない」と教えています。これは非常によい教え方だと思います。

ゆがめられた考え方⑦感情の理由づけ

間違った解釈でも、自分が感じたことは正しいと思ってしまう考え方です。

誰かが自分の足を引っ張ろうとしているのではないかと不安がかすめると、それが誤解であっても正しいと思いこんでしまうことです。

実際は考え方がゆがんでいるから感情が間違うのですが、その間違った感情にしたがって行動することがあります。こうした行動は人生を誤らせることがあります。

ゆがめられた考え方⑧mustの考え方

これは英語の「ｍｕｓｔ」の考えです。

子どものときに親にいわれた教えや、親戚、先生にいわれた考えが正しいと思ってしまい、**そうならないと周囲の人が自分を非難するのではないかとする考え方**です。

よい大学に入らなくてはならない、親の望む職業につかなくてはならない、親がいうような学生生活を送らなくてはならない、などと自分で決めつけるケースです。

しかし、親は今の時代を知らない可能性があり、その指示も時代に合わないものなのかもしれません。娘の学生生活にさまざまな干渉をし、娘も親のいいなりになって、かえって結婚できないということも多くあります。

また友人、親戚などの意見も、どこまで自分を思ってくれているのか、嫉妬などはないのかと考える必要があります。

ですから、彼らのいう通りにしないと、彼らは自分を何と思うだろうなどと考えるのはまったくの間違いなのです。

ゆがめられた考え方⑨ラベル化

これは「**決めつけ**」ともいえます。

「自分はダメだ」「上司はダメだ」「この仕事には将来がない」などと、勝手に決めつけてしまう考え方です。

ゆがめられた考え方⑩自分の責任にする

子どもが自分の望んだような方向に向かわない、自分の思ったような結婚をしないなどというときに、自分の育て方が悪かったのだ、自分に責任があると、**すべて自分の責任にする考え方**です。

しかし、子どもは独立した人格です。子どもの性格、判断などは親だけの影響によるものではありません。よく子どもが引きこもりになると、それを恥じて親まで引きこもりになるということがありますが、これなどは典型的な間違いです。

ゆがめられた考え方

1 白黒の考え	何か失敗すると、それですべてがダメになると思う
2 単純化	失敗すると、何をやってもダメだと思う
3 知的フィルター	自分の否定的なことだけを取りだす
4 肯定的なことを無視	自分のよい点を無視する
5 結論を急ぐ	他人の心を憶測する 将来を予測する
6 拡大化	ものごとの重要性を過大に考える
7 感情の理由づけ	感じたことが現実と思う
8 mustの考え	こうする以外にないと思う
9 ラベル化	自分はダメだとラベルを貼る
10 自分の責任にする	自分に責任のないことで自分を責める

ある人は「子どもや孫は、近くにいるかわいいい他人と思いなさい」といっていますが、まことに至言といえます。

自分にできることには限界があります。なんでも自分の責任にして苦しむのは間違いです。

以上のような心を傷つける感情を生む考え方を「ゆがめられた考え方」といいます。

今までの説明で、自分の考え方がゆがめられていると感じた方はぜひ改めてください。

怒りとイライラは不眠のもと

怒りの指数でわかる不眠度

最近の社会はストレス社会といってもよいでしょう。

あなたはいろいろなところでイライラし、時に怒りを覚えているはずです。

また不愉快な出来事をなかなか忘れられず、夜、ベッドの中でそのことを思いだすと怒りが再燃します。

すると、それがきっかけとなって、数週間前に受けた仕打ちも思いだされます。あなたはしだいに興奮し、なかなか寝つかれなくなり、やがて寝つきの悪い入眠障害になります。障害を抱えたあなたは、毎日なんとなく疲れ、気持ちが浮かないため、ちょっとしたことで怒るようになります。

しだいに生活がむしばまれ、さらに眠れないようになります。時に怒りとともに不安も感じ、あらゆることに意味を見いだすことができず、絶望感にとらわれるようになります。

こうして、あなたはうつと隣り合わせになるのです。イライラは周囲の人間との関係を悪くし、それがますますイライラを生み、眠りを損なうのです。

このような状態では、イライラ、怒りをなんとしても鎮めるよりほかに解決策はありません。

ところで、あなたは「怒りの指数」という言葉を知っていますか。

じつは知性が高いことと、怒りがない幸福感はかならずしも一致しません。重要なことは怒りの指数がどのくらいかということです。怒りの指数は、あなたが日常生活で経験する怒りや不快感を示すものです。

もしこの値が高ければ、不満や失望に対してあなたはオーバーに反応し、反感を顕《あら》わにするために、人生を面白くないものにしているのです。

そこで、次ページの〈怒りの指数テスト〉を行なってみてください。〈怒りの指数テスト①〉では個人的な怒り、〈怒りの指数テスト②〉はいわゆる公憤の度合いを判定します。①と②の点数を合計して、自分の怒りの傾向を診断しましょう。

〈診断〉
0〜19点……怒りを感じることが少ない人です
20〜39点……人にはこのくらいの感情の揺れはよくあります
40〜69点……人生がかなりイライラしたものになっています
70〜85点……毎日の生活で腹の立つことばかりのようです
85点以上……非常に危険なくらいイライラしています

さて、あなたは今どのくらい、イライラしているかわかりましたか。111ページからは、その対処法を考えてみましょう。

怒りの指数テスト①

点数のつけ方……何も思わない　　　＝０点
少しイライラする　＝１点
かなりイライラする＝２点
相当イライラする　＝３点
非常にイライラする＝４点

		点数
1	新しく買ったテレビをつけたら、画像がきれいではなかった	
2	保証期間がすぎて修理を頼んだら、思ったより高く請求された	
3	役所に行ったところ、前の人の応対に時間がかかったうえ、その後も何か書類の整理を悠々としていて、私のほうに来ない	
4	ショッピングセンターで店の人に声をかけたのに、こちらに答えようとしない	
5	店に入ったらすぐに店員がずっとついて回ろうとする	
6	雨上がりのコーヒー店で、すれ違った人の汚れた傘で服を汚された	
7	デパートで人がぶつかってきて、抱えていた買い物袋を落とされた	
8	赤信号で車を止めたら、後ろの車が警笛を鳴らした	
9	駐車場で、間違ってターンしたときに、横の車に「なんだその運転は」とののしられた	
10	急いでいるときに、前の車が非常にゆっくり走っていて、しかも追い越し禁止車線にいる	
11	約束の時間に待たされたうえ、相手は遅れてもあまり悪いと思っているように見えない	

		点数
12	重要なことを話そうとしているのに、向こうは関係ない話を続ける	
13	話している相手が、話している本人もあまり知らない分野のことを話し続ける	
14	自分が悪くないと思われることを非難された	
15	いつも失敗ばかりしている人が、私の失敗を皮肉る	
16	人と話しているときに、その会話に割りこまれた	
17	パーティで、知っている人に会ったのに無視された	
18	気持ちを集中しようとしているときに、近くに座っている人が指先で机を繰り返したたく	
19	新幹線で、近くの人が大声でバカな話を続けている	
20	会議で、明らかに自分の提案より悪い提案に長い検討が加えられる	
21	上司に問題点について個人的に話そうとしたら、「あとで」といわれ、その後、機会を作ってもらえない	
22	電車が遅れてなかなか来ない	
23	駅員を探してもなかなか見あたらない	
24	雨の日にタクシーがつかまらない	

怒りの指数テスト②

		点数
1	社会経済など日本の将来に国民は無関心すぎると思う	
2	政治家は私腹をこやしたり、地位や名誉、選挙のことにしか関心がないようだ	
3	会社や組織の人たちは事なかれ主義になっている	
4	人事が公平に行われていない	
5	学歴は関係ないといいながら、出身大学は大きな影響力をもっている	
6	派閥に属さないと出世は見込めない	
7	私立の有名小学校への入学はコネがすべてのように思える	
8	教育関係者は建前と本音が違いすぎる	
9	周囲の人が税金の申告をごまかしている	
10	待っている列にこっそり割りこむ人が多い	

→＜診断＞は107ページ

怒りを抑える究極の考え方

精神療法などの専門家は、これまで、怒りに対処する方法を2つ提唱しています。

ひとつは怒りを抑えるという方法です。しかし、怒りを抑えようとすると、それは逆に自分が悪いのだという考えを生み、うつを招きます。

もうひとつは怒りを発散させるという方法です。怒りの発散は気持ちを解放し、気分をよくします。しかし、この方法では、周囲の人たちはあなたを付き合いにくい人だと思うようになり、怒りを覚えることなしに、あなたは人と付き合ってはいけなくなります。

この本でご紹介している認知療法は、それらの方法でなく、第三の道をとります。

怒りを抑えるのでも、発散させるのでもなく、怒りを生みださないようにするのです。すなわち「いろいろな事態に応じて、怒りが自分にとってよいことか悪いことかを判断する」のです。

もしこの方法を選べば、あなたは過度のイライラや怒りにつきまとわれることがなくなるでしょう。

私たちは日常的に、「あの人の態度には耐えられない」とか、「あのやり方はフェアーでない。卑劣だ」と思うことがあります。

あるマンションに住んでいる女性（Eさん）は、隣の部屋の音にイライラしています。「お隣はなんて無神経なんだ。夜も遅くまで騒いでいる」といつも思っていて、そのことに考えが及ぶと怒りが込み上げてきます。

この話を聞いたあなたは、彼女を怒らせているのは、もちろん彼女の隣人だと思うでしょう。

しかし、実際に彼女を怒らせているのは、彼女のハートなのです。彼女の心が怒りを生んでいるのです。

「まさか、とんでもない」と、怒る方がいるかもしれません。しかし、怒りは他の感情と同じで、彼女の考え方が、彼女の感情を通して怒りを生んでいるのです。

検証してみましょう。

多くのマンションの騒音は、測定すると無視できるくらいのものです。道を走る自動車の音、オートバイの騒々しい響き、救急車のサイレン、広告のための放送音などのほうがはるかに大きいのが普通です。

では、なぜ隣の部屋や階下から聞こえてくる音が耳に障るのでしょうか。

ひとつは隣人の態度にもあるようです。彼らの生活の仕方が気にくわないという、倫理感から生まれる反発的な感情が底辺に流れているのです。

また、隣人がエレベーターの中でも自分を無視して大声で話したこと、駐車場に外車を停めていることへの嫉妬、隣人への高価な贈り物がこれ見よがしに自分の部屋に間違って配達されたこと、などなど、不快な思いを経験すると、ちょっとした音でも不愉快でたまらなくなるのです。

さらに、救急車のサイレンや自動車の騒音は文句をいっても解決しない問題ですが、隣人や階下の住民の場合には、文句をいえる立場にあるということもあります。

もちろん、すべてがこのような原因ではないのですが、音などは受け止め方なのです。子どもの大きな泣き声も、自分の子や孫ならむしろかわいいときがありますが、他人にとってはイライラさせる声でしょう。

また、子どもが遊びで親の顔をひっぱたいても親は少しも嫌ではありませんが、大人に顔をひっぱたかれて平気な人はいないでしょう。

つまり、ある行為が怒りになるか、喜びになるか、無視できるか、できないかは、行為者との関係によるのです。

自分を傷つけるのは自分の心である

すでにご説明しましたが、多くの場合、怒りはゆがめられた考え方に由来します。

このゆがめられた考え方を、より現実的で役に立つ考え方に変えることで、あなたの怒りはより少なくなり、自分自身をコントロールすることができるようになります。また、このことによって、安眠が得られるようになるのです。

では、どのような考え方が問題なのでしょうか。

それは「ラベル化」です。「あいつは悪い奴だ」「自分を無視している」「自分のいうことをきかない奴だ」というラベル化によって、その人を完全に否定的に見るようになります。

誰かがあなたの信頼を裏切ったり、あなたを理由なく非難したりすれば、その人の行為に怒りを覚えるのももっともでしょう。しかし、ラベル化すると、その人の行為いかんに関わらずその人が許せなくなり、嫌いになるのです。

このようにラベル化すると、その人のやることなすこと、嫌な面だけが目に付き（知的フィルター）、よい面は無視するようになります（肯定的な面を無視）。

しかし、実際に人間というのは、肯定的な面と否定的な面をもちあわせる複雑な生き物です。ラベル化は不当に相手への怒りや不満を抱かせる「ゆがめられた考え方」といえます。

そのうえ、当人は相手にやり返そうとすることで、さらに対立が深まり、憎しみと争いの気持ちが生まれます。

多くの争いはプライドを守るために生まれます。誰かがあなたをバカにした、不当に批判し、理由もなく反対したという場合が多いでしょう。その結果、「自分を何だと思っているのだ」という気持ちが生まれます。

しかし、相手が完全に悪者で、あなたがすべてにおいて正しいという争いはまれなものです。あなたは相手をやっつけることで、一時的に気分がよくなるかもしれませんが、長続きはしません。

なぜなら、あなたの「ゆがめられた考え方」が、じつはあなたのプライドを傷つけているからです。

この世の中で、あなたのプライドを傷つける人がいるなら、それは唯一あなたであり、あなたの心です。なぜならプライドが傷つけられたと思うのは、あなたの心だからです。この考え方を変えない限り、あなたのプライドは高まりません。

相手の心を憶測してはならない

もうひとつ、怒りやいらだちをもたらす「ゆがめられた考え方」は「相手の心を憶測する」ということです。誰かが何かをしたときに、それを自分なりに解釈して怒っている場合が多くあります。

Kさんは会社の事業計画案を提案しました。ところが、取締役会でこの案は採択されませんでした。

彼は「なぜ上司はこの案を強く主張しなかったのか。話に聞くと会議中、上司は何もいわなかったというではないか。本当はこの案が重用されるのが嫌だったのだ。だからうわべでは、よい案だから必ず会議でこれを通すといっていても、何もしなかったのだ」などと考えます。

今までの上司の態度をふりかえれば、自分の考えが正しいように思われることばかりです。彼は不満と怒りで仕事に集中できなくなったといいます。

しかし、実際はどうだったのでしょうか。上司は取締役の1人に呼ばれて、

「副社長がほかの案を採択したいと思っている。君の課の案をあまり強く主張すると、この次の企画が出しにくくなるから、ここではあまり主張しないでくれ」といわれていたのです。つまり、Kさんが考えたような個人的な感情はなかったのです。

このように、実際に相手が考えていたかどうかわからないことを自分勝手に考えることで、怒りやイライラが生まれるのです。

自分勝手な解釈をしてはならない

次の「ゆがめられた考え方」は「拡大化」です。相手のちょっとした行動、言葉をどんどん拡大解釈した結果、イライラして心を傷つけることがあります。

たとえば、朝、部下が自分に挨拶をしなかったという、ささいなことを、さも自分が無視されたかのような重大事と考えて不満が爆発することがあります。

あるとき、まさにこのような場面に遭遇したことがありました。そこで相手の女性に「上司が今、挨拶をしなかったと怒っていたよ」といったところ、非常に驚いて、「いや、しましたよ。声が小さくて聞こえなかったのかな」と、思わぬ上司の反応に、この女性も心を動揺させていました。

このように、自分が錯覚しておきながら勤務評定にマイナスのデータに入れられたのでは、その女性が上司をますます嫌いになるのも当然です。

自分の基準に合わせてはならない

次はｍｕｓｔの考えです。前のＫさんの例もそうですが、相手の立場や周囲の状況も考えず、上司は自分のためにもっと会議で主張すべきだという気持ちが、怒りを生むのです。

上司が部下の案にねたみを感じて握りつぶすケースもあるかもしれませんが、この不況下の時代に、そんなことをして取締役などにその噂が伝われば、上司の立場は危うくなるはずです。

客観的に考えれば、自分勝手に判断することは危険であり、上司はこうすべきなのになぜしなかったのかと相手の立場を考える、そうした余裕が必要だということです。

私たちは他人の行動を判断するときに、道徳的な対応を望みすぎる傾向があります。「自分はこんなに一生懸命にやってあげたのだから、あの人は感謝すべきだ」とか、「向こうも自分と同じようにつくすべきだ」などと考えがちです。

もちろん、あなたの言い分も正しいでしょう。しかし相手も人間です。彼らは彼らがいちばんよいと思う行為をとるのです。**あなたの目から見れば許せないことかもしれませんが、相手も自分の意思をもつ独立した人格なのです。**そのことをよく考えるべきでしょう。

しかし、人はおうおうにして、怒りから相手に対して不機嫌になったり、つまらないことで批判して相手を傷つけてしまいます。そのことで、相手はあなたに敵意をもつようになり、結局、人間関係はさらに悪くなります。

私も何度となくこのようなことを経験しました。明らかに相手のために何度も好意的につくしたのに、その当人が、あるとき、私にもわかるような偽りの行動をとったのです。

当然私は怒り、相手にもそれをいいました。以来、彼は私を避けるようになり、私のいうことを聞かなくなったのです。相手は自分の行動を自分なりの考えから肯定していたので、その行動を非難した私を避けるようになったのです。

これは重要なことを示唆しています。

私たちは、自分の行動を自分なりの基準で判断して実行に移しています。過去のさまざまないきさつからそのような行動をとることもあるでしょうし、自分だけが知っている理由で実行に移すこともあると思います。

相手にしても同じことで、あなたが知らないさまざまな理由によって行動に移しているのです。それがよいことか、悪いことかというのではなく、相手は相手の立場で判断し、行動をとる権利があるということを理解すべきです。

では、こうした怒りやイライラをどのように処理したらよいのでしょうか。まず、自分の怒りには意味があり、建設的なものかどうかを判断してみましょう。それには次の2つの基準に照らしてみるのがよいと思います。

①あなたの怒りは、当人も知っている行為に向けられているか？
②その怒りは、自分が目指す目的のために意味があるか？
たとえば、あなたの息子が何も考えずに車道に飛び出したとします。あなたは彼の行為に怒りを覚え、叱るのは当然です。

子どもは意図的にしたのではないのですが、あなたの怒りは正しい反応です。それをどのように子どもに伝え、二度としないようにさせるのかはまた別の問題ですが。

こうしたケースと違って、同僚、部下、仲間などが、ある行為を一生懸命にやったにもかかわらず、結果がついてこなくて、あなたの立場が悪くなったというような場合です。こうしたケースで彼らを叱りとばすと、人間関係は悪くなります。

天龍寺に昔、関精拙《せきせいせつ》という管長がおられました。その管長は口癖のように「若者を指導するときは、重箱をすりこ木で洗う気持ちが大事だ」といっておられました。

相手のちょっとした失敗を責めるようなやり方は、重箱の隅をようじでつっつくようなやり方だといわれます。

反対に重箱をすりこ木で洗うというのは、多くのことには目をつぶるという意味が含まれています。このことは、意図的でなく悪意がない失敗や迷惑は気にしてはいけない、ということを示しています。

怒りやイライラが、自分の人生や、会社、社会における自分の立場を悪くするのでは意味がありません。

自分の怒りがどのようなものかを判断して、行動する必要があるということです。

怒りの対処法

ここでは、怒りにいかに対処するかという具体的な方法を述べていきましょう。

不満と憤りで寝つけないMさん

Mさんは企業広告を扱うベンチャー会社で働いています。4年前に結婚し、2歳の子どもがいます。Mさんの夫はコンピュータの会社に勤めているのですが、非常に忙しく、残業や出張もしばしばあります。

子どもは1歳のときから保育園に預けているのですが、熱などが出るとすぐに電話がかかってきて、連れて帰るようにいわれます。幸い都内に両親が住んでいるので、保育園に迎えに行ってもらっているのですが、いつもというわけにはいきません。結局、仕事の途中でも、子どもを迎えに行かざるをえないことが多くあります。

会社というのは本来、機会均等であるはずで、女性が妊娠、出産、育児で差別されないという建前がありますが、多くの仕事を外部に発注し、できるだけ正規の社員を減らそうとしている折から、彼女への風当たりは強くなる一方です。

最大の批判勢力はパートの社員、派遣社員です。彼女たちは一生懸命働いていても、職は保証されていません。そこで正社員になりたいという希望を出すのですが、会社は受けつけません。

最近では彼女たちの批判はエスカレートして、聞こえよがしに「あまり働かないのに正社員で、自分たちはこんなにやっているのにパートのままだ」と話したりしています。

昼食のときも、Mさんは誘ってもらえません。それだけでなく、急に帰宅しなければならないときなどに、頼んでおいた書類の整理などはほとんどやってもらえません。本来、そのような仕事のために彼女たちは雇われているはずだ、というのがMさんの言い分です。

彼女は夫に「たまには子どもを迎えに行ってもらえないかしら」ともちかけるのですが、「冗談じゃないよ。男の職場は生きるか死ぬかなんだ。途中で抜け出せるわけがないじゃないか」と真っ向から拒否されてしまいます。

結婚前には家事、育児もいっしょにやろうといっていたのに、まったく協力しようとしない夫に不満があらわになり、自分たちはよい夫婦だろうか、この結婚は失敗だったのではないだろうかと思う気持ちも芽生えてきました。

職場の批判分子へも身も震えるほどの怒りを感じ、またこのような状況を見て見ぬ振りをしている上司、同僚にも怒りがわいてきます。

これらを考えると寝つかれない日も増え、それが体力を損ねているような気もします。何とかしなくては、と思ってもどうにもならない無力感に襲われ、人生にむなしさも感じ、自分の生き方を後悔することが多くなったといいます。

「書きだし」療法で気分爽快

相談を受けた私は、Mさんに、〈怒りの費用対効果〉を書きだしてもらいました（128ページ参照）。**怒ることのよい点と不利な点を考えて書きだす**のです。

さて、このように書きだしてから、彼女は気分が変わったといいます。怒ることは不利な点のほうが多いということに気がついたのです。

あなたも自分で思うことを書き出してみてください。

イライラさせる状況がすぐに改善するものでないとしたなら、怒ったり、イライラする代わりに、その状況のもとでもなんとかうまくやっていくほうがよくはありませんか。

もし、あなたがこの「怒りの不利な点」にハイと答えるようなら、あなたはこの療法を受け入れはじめています。それによって、あなたはより精神的に安定し、自信も増すでしょう。そして、さらに幸せな人生を送ることができるよ

怒りの費用対効果 【Mさんのケース】

怒りのよい点		怒りの不利な点
怒りを表に出せば気分が晴れる	➡	職場の人間関係はダメになる
パートや派遣社員たちに、私がいかに我慢してきたか知らせることができる	➡	彼女たちはますます私に反感をもつ
私には感情を思いっきり発散する権利がある	➡	そのあときっと後悔して、自分を責める
同僚たちに、私がいつもおとなしいわけではないと知らせることができる	➡	批判されたくない彼らは、私への攻撃を強めるだろう
同僚やパート・派遣社員たちに、私の忍耐は限界だと知らせることができる	➡	私が怒りを爆発させれば、この問題を話しあう機会を失う。解決の糸口も失われる
たとえ求めているものが得られなくても、復しゅうできたという爽快感はもてる。みんなも少しは反省するだろう	➡	私はとても怒りっぽい人と思われる。夫とは離婚になるかもしれない。上司も私を信頼しなくなる。それに上司に訴えても何もしてくれない

考え方の対照表 【Mさんのケース】

イライラする考え		クールな考え
なぜパートや派遣のみんなは私を敵視するのか	➡	今は就職難だし、彼女たちも定職につきたいと一生懸命やっている。うらやましいという気持ちが出るのは無理からぬこと
Gさんは、私の依頼は忙しいと断ったのに、ほかの人の依頼は受けた	➡	親しい人の頼みを優先するのは人間の心情。少しは意図的なところもあっただろうけど、本当に忙しそうだし
上司も、もう少し彼女たちに注意すべきでは	➡	上司は女の争いなど気がつかないのかもしれないし、正社員だけを大切にするという噂を恐れているのかも
夫もあんまりだ。全然約束が違う	➡	ある程度我慢しなくては。今の生活は夫の給料頼みだし。離婚などになったら子どもの将来にも差し支えるし
同僚も、子育てをしている自分を少しは応援すべき	➡	心の中では応援しくれているのかも。でも、自分のことで精いっぱいで、私のことまで気が回らないのかも

うになるのです。

　そうなるかどうかはあなたの決断しだいです。

　そして次に行なうことは、〈考え方の対照法〉に書きこんで、「イライラする考え」を「クールな考え」に変えることです。

まずあなたを不愉快にする考えを書きだしてみてください。それを客観的なクールな考えに置き換えてみてください。もっと建設的な考えを出すのです。おそらくいろいろな思いが出てくると思います。それを右の欄に書いてください。

　Mさんは１２９ページの表のように書いてみました。文章というのは不思議で、頭の中で考えただけではあまり印象は強くないのですが、書いてみると急に客観性を帯びてきます。

　Mさんはこのようなクールな見方で周囲の人を見るようにしました。もちろんこれで完全に解決というわけではないのですが、いっしょに働いている人たちとの関係はかなり改善したといいます。

次にやることとは、自分の「ゆがめられた考え方」を記録することです。

文章の魔力を実感したBさん

Bさんはパートの仕事をしていましたが、給料が安く不安定なので、もっと優遇してくれる仕事を探していました。雑誌や新聞で自分に合いそうな職を探して、あるとき、思いきって電話をかけました。

すると応対に出た男性が、Bさんの話も聞かずに「あなたの経歴ではこちらに訪ねてこられても無駄です」と突き放した言い方をしました。

このようなことを何度も経験するたびに、Bさんは、世の中の不公平と偽善に気持ちが落ちこんでいったのです。

相談を受けた私は、彼女に自分の気持ちを記録するようにすすめました。

133ページの〈ゆがめられた考え方の記録〉表を参照して、まず自分の心をイライラさせる事件（身の回りに起きたこと）を書いてみるのです。

つぎに、自分のどのような感情が傷つき、イライラしているかを記入します

（感情）。パーセントは、勝手に決めたものでかまいません。次の欄には「イライラする考え方」を箇条書きにします。

そしてつぎの欄には、もっとクールで合理的と思われる考え方（クールな考え）をできるだけ多く書きこみます。とても自分ではそのように考えることはできないと思っても、とにかくもっとクールだと思われる考え方を列記するのです。

どうですか。気が晴れましたか。

前にも述べたように、**書くという行為は恐ろしいほど力をもっています。**

頭で理解しただけではダメです。書いてみる、吐きだす。そうすると気分がよくなります。

書いたあとの感情を前の基準で判定すると、「結果」の覧の怒りのパーセントは低くなっているはずです。これを毎日やってみましょう。

ゆがめられた考え方の記録　【Bさんのケース】

身の回りに起きたこと	ずっとやりたかった仕事を見つけて、面接するつもりで電話をした。なのに、電話に出た男性は、私の経歴や経験も聞かずに「この仕事はあなたには向いていない気がします」などといい、「話だけでも聞いてください」といっているのに、無視した態度で電話を切った
感情	怒り 憎しみ 不満 自信喪失　90%
イライラする考え	・広告を出しておいて面接もしないし、話も聞かないなんて失礼ではないか ・ずっと探していたいい仕事だったのに ・親はこれを聞いてなんというだろう ・イライラして、思いだすと腹が立ち、夜も眠れない
クールな考え	・会社にはもっとも望む経歴の人を採用する権利がある。もちろん私はふさわしいと思っているが、相手には相手の判断で決める権利がある ・あんな応対をする会社は雰囲気が悪いに決まっている。仕事は向いていても、会社は向いていない。これでよかったのだ
結果	怒り 憎しみ 不満 自信喪失　20%

自分の価値感を絶対と思うな

つぎに私たちをイライラさせる考え方は、前にも述べたｍｕｓｔの考えです。こうしなくてはならない、すべきであるという考えです。この対処法はどうしたらよいのでしょうか。

最近は、クラス会など仲間といっしょになる機会を求める人が多くなっています。Ｓさんは製薬会社に勤務していたのですが、脱サラをして仲間とともに介護サービスをする会社を立ち上げました。しかし、なかなか思うように経営が軌道にのりません。秘書や営業の若い女性が自分の思うように働いてくれないのです。

このような状況のときに、Ｓさんは高校のクラス会に出席しました。何か仕事のつてでもという淡い期待をもっていたからです。会には20人くらいの同級生が集まりました。

多くの友人と、昔の失敗談や先生の噂、友人たちのその後などたわいもない話に終始して和やかに過ごしたのですが、中には、「学生のとき、お前は一流企業の重役になるといっていたではないか」などと皮肉まじりにいう同級生もいました。

また、中には官僚になってかなりの地位まで昇ったクラスメートもいて、このあるごとに自分がいかに霞が関で力があるかを自慢します。

この2人との会話は、自分の人生が希望通りにならなかったことを責められているように思えて、会全体の印象を悪いものにしてしまいました。

こうしたクラス会だけでなく、私たちの人生には、いろいろな場面で嫌な態度をとる人が出てきたり、自分の思い通りに仕事が運ばないことなどが当たり前のようにあります。

しかし、考えてみると、このようなイライラの原因には、他人にたいするmustの気持ちが大きく関与していることがわかります。

自分は給料を出しているのだから社員はもっと働くべきだとか、経歴の自慢をするのは許せない、などです。

しかし、よく考えてみると、これらはすべて、相手はこのように振る舞うべきだというｍｕｓｔの気持ちの表れなのです。

つまり、相手がこのように振る舞うべきなのに、振る舞わないという気持ちが、結局自分を不快にさせ、傷つけるのです。自信を失わせることもありますし、将来の不安にかきたてられることもあります。

これを止めるには、まずｍｕｓｔの考え方を変える必要があります。

次ページの表をご覧ください。これはＳさんにすすめて、彼のｍｕｓｔの考えを変えてもらうために、もっと客観的な考え方はできないか書いてもらったものです。

ｍｕｓｔの考えは、すべてを自分の価値観にあてはめて、相手をその価値観で行動するように求めます。

しかし、相手も自分の価値観をもっているのです。それはあなたにとって許されないことかもしれませんが、もし人と付き合い、仕事をして生きていこうと思うなら、自分の価値観も変えて、向こうとの妥協、折り合いを見つけるし

mustの法則を変える【Sさんのケース】

今までのmustの法則		それを変える
私が相手の気持ちを考えて話しているのだから、向こうも私の気持ちを考えるべき	➡	他人が私に気を使って話したり、好意をもって行動するのは素晴らしいが、実際は私と違う価値観をもっている
他人は私の言葉にもっと気を使うべきだ	➡	他人の心の奥はわからない。自分よりすぐれた人間だと思うから気になるので、くだらない人間で思いやりがないと思えば気にならないはず
私は会社のために一生懸命やっているのだから、みんなももっと働くべきだ	➡	みんなも一生懸命やっているのかもしれない。残念ながら今の規模の会社で素晴らしい人材を得るのは困難だということも認めよう
私は一生懸命、目的に向かって努力しているのだから、成功するはずだ	➡	残念ながら成功には、努力だけでなく運や学歴などの要因も働く。全力を尽くして働くことに人生の意義をみつけよう
もし誰かが私にフェアーでない行為をしたら、私には怒る権利がある	➡	もちろん怒る権利はあるし、どのように考え感じるかという自由もある。問題はその怒り、感情が私の人生に有利に働くかどうかだ
私が他人に対して振る舞うように、みんなも私に敬意を持つべきだ	➡	誰もが私の法則で動くわけではない。多くの場合、こちらが好意的に振る舞えば相手も好意的に振る舞うが、いつもそうとは限らない

かないのです。

このように、自分でｍｕｓｔの考えを変えながらそれを文字にすると、別の見方、つまり第三者の見方でものを見ることができるようになります。

怒りの原因を確かめよう

最後に、怒りについて知っておくべきことを述べましょう。

①最初にも述べましたが、外界の事柄そのものが、あなたを怒らせているのではありません。**あなたのイライラさせる考え方が、あなたを怒らせているの**です。怒って当然と思えるような出来事でも、その出来事をどのように解釈するかで、怒りは生まれないということです。

この事実は自分にとって役に立つ考え方です。なぜなら、このことをしっかり認識することで、自分の感情をコントロールできるからです。

逆に、事件が直接感情を決めてしまうのであれば、感情を上手に処理できる術はないものといえるのです。

②多くの場合に、**怒りは「ゆがめられた考え方」から生まれます。**したがって103ページの「ゆがめられた考え方」の表を参照して、自分の考え方に問題がないか検討してください。

③怒りは通常、誰かがあなたにフェアーでないことをしたとか、mustに応じないという気持ちから起こります。自分の思う程度が強ければ強いほど、怒りは強くなります。

④もし、あなたが他人の目で現実を見ると、フェアーでないと思った出来事が、フェアーで「なくもない」ということに気がついて驚くでしょう。

フェアーでないという気持ちは、しばしばあなたの心が作りだした幻想であることさえあります。

⑤他人はしばしば、あなたと同じような価値観でものを見てはいないのです。

ですから、あなたが怒りだすと、相手はあなたを避けるようになり、逆に嫌がらせの逆襲を受けることになります。

一時的に自分の思うことを実現できても、長い間のことを考えると人間関係によいことはありません。

自分の価値観、正義、真実を、他人は必ずしも共有するものではないということを理解すると、あなたの不満、怒りの大部分は消えるでしょう。

私にも、怒って人間関係をつぶした経験があります。自分が有名でもなく地位もないときには、何を思ってもどのように怒っても、相手との関係はあまり損なわれなかったのですが、今のようにある程度の地位につくと、相手は私の怒りを異常に怖く感じて傷つけられるのです。

怒りの悪い効果は、あなたの地位に比例することを覚えておいてください。

⑥あなたの怒りの大部分は、相手に対する自己防衛、つまり相手の批判に

よって自己評価が傷つけられることによります。

よく「怒ったということは、本当のことをいわれたからだ」などといいますが、これは本当です。

じつは、このような怒りは、あなたが相手の意見、批判を自分なりに解釈し、ゆがめられた考え方をもつことから起こります。もし、あなたが誰かの言葉や行為を怒るときには、彼らの言葉、行いが、あなたの自信を損なっているためということが多いものです。

しかし、相手の言葉をどのように解釈するかで怒るわけですから、**じつは、あなたは自分に怒っている、自分の考え方に怒っている**ということになるのです。

⑦不満は期待が裏切られたことで生まれます。あなたの不満を生んだ出来事は、現実の出来事です。

つまり、不満は非現実的な期待、つまり現実とかけ離れたことを望んでいたことで起こります。あなたは現実をあなたの期待通りにしたいと思うかもしれません。しかし、いつでもこれが可能というわけではありません。

したがって**不満を少なくする唯一の方法は、期待の程度を変えること**です。

自分を不満にする期待には、次のようなものがあります。

・自分の望むものは得られるはずだ。
・ほかの人は自分の期待通りに働いて、自分の希望を実現させるべきだ。
・一生懸命に働くことで、自分は成功すべきだ。
・問題が起こったときには、すぐ解決できるはずだ。
・人は自分と同じように思い、感じるべきだ。
・もし、自分が他人のために尽くすなら、相手もお返しをすべきだ。

怒りはたしかに不必要なものではありません。動物が怒らないようにするために扁桃などを除去すると、社会的序列が低下します。つまり相手に「舐められる」のです。

しかし、怒りを表現すべきかどうかは、「考えがゆがめられていないか」「過度の期待がないか」を確かめ、それがあなたの人生にとって有利に働くときだけにすべきです。

多くの人は不愉快なことがあると、イライラして眠れません。これが不眠につながり、さらに体調を損なうことになるのです。

ですから、眠ろう、眠ろうとする前に、自分の考えを点検し、怒りが「ゆがめられた考え方」から生まれたものでないかどうかを知る必要があります。

そうしてこそ、はじめてよい眠りが得られるのです。

不安をどうするか

現代は不安の時代

現代は不安の時代といってもよいでしょう。

実際、不安や心配に値するような出来事がいっぱいあり、私たちはいろいろなことで悩みを抱えています。

心配事がつねに頭を占拠していますから、気持ちが落ち着くことはありません。当然、ベッドに入っても、いろいろなことが頭をよぎり、なかなか寝つけなくなります。明け方などに理由もなく不安な気持ちが強くなり、目が覚めてしまうこともあります。

私の知り合いに、50歳を少し過ぎた有能な女性の編集者がいます。仮にKさんとしましょう。

Kさんは闘争心も相当なもので、とにかく売れる本を出したいという一心です。しかし、日常生活のストレスからか、明け方になると急に不安で苦しくなり、目が覚めて、寝つけなくなるといっていました。理由もない不安。目が覚めると胸が苦しくて、呼吸も困難になることがあります。これはうつ状態ではないかと心配しています。

これらの症状は、おそらく全般不安神経症とパニック障害が重なった状態ではないかと思われます。

このように、一般に不安にかられる人の多くは、高い目標のために一生懸命になる人が多いようです。

仕事は必ずしもうまくいっていないわけではないのですが、無意識のうちにうまくいかないときのことを心配している面もあります。また、自分が自分に課した基準に到達しない場合には満足できず、つねになんとかうまくやらなければならないという気持ちをもっています。

あなたの不安度をチェック

そこでまず、あなたの不安度を調べてみましょう。

私たちは誰でも、ある程度心配する材料をもち、何かについて悩んでいます。しかし、それが過度になると異常といえます。もちろん心配性を測る数値などの物差しはないのですが、周囲の人にくらべて心配性かどうかを調べることはできます。

そこで、次ページからの〈心配性の程度の測定〉を行なってみてください。質問が50問あります。

もしあなたが「まったくそう思わない」と思うなら、0点をつけてください。1点は「時々そう思う」、2点は「しばしばそう思う」、3点は「いつもそう思う」です。

この測定表の最低点は0点です。まずそのような人はいないでしょう。

最高点は150点です。このような人は、おそらくこの本を読んでいられないでしょう。いつも何か心配事が心に浮かび、本などを読んでも中断、中断の連続だと思います。

診断は次のように行ないます。

〈診断〉

0〜25点……心配性とはいえません
26〜75点……かなり心配性の危険があります。このような人に、この本は有効です
76〜150点……危険領域です。専門家に相談するのがよいでしょう

心配性は体にもよくないし、心も傷つけます。このような状態では、家庭にいても、仕事をしていてもうまくいかないことが多いでしょう。とくに1人でいるときに悩むことが多いでしょう。

心配性の程度の測定

点数のつけ方……まったくそう思わない＝0点
時々そう思う＝1点
しばしばそう思う＝2点
いつもそう思う＝3点

		点数
1	すべてがうまくいっているときにも、何か心配事はないかと探してしまう	
2	こんなに心配性でなければよいと思う	
3	心配が突然頭に浮かんでくる	
4	家族から「心配しすぎだ」といわれる	
5	子どものときも心配性だった	
6	友人や知り合いから「悩みすぎだ」といわれる	
7	自分が不当に扱われたと思うと、それをいつまでも考えてしまう	
8	心配性が判断を曇らせていると思う	
19	楽しい時間を、心配事で台なしにすることがある	
10	友人があなたに反対するようなときは悩む	
11	自分の健康について、人から「考えすぎだよ」といわれるほど心配している	

	点数
12 死のことを考えて不安になることがある	
13 お金のことを考えてしばしば心配になる	
14 人が自分のことをどう考えているか気になる	
15 心配で何もできなくなってしまうことがある	
16 自分の心配事はあまり根拠がないと思う	
17 ストレスがあると体に変調を来たす	
18 何か危険があるとき、それに対処するよりもいろいろ考えてしまうほうだ	
19 心配事があるときに、人から「大丈夫」といわれてもそうは思えない	
20 心配事があるとお酒を飲む	
21 同じ心配事を何度も何度も考えてしまう	
22 自信をもったり、大丈夫だと思うことは危険なことだと思う	
23 自分は恥ずかしがり屋だ	
24 成功しているときにも、うまくいかないことがあるのではないかと心配してしまう	

	点数
25 1人でいるときにも、何か不安がある	
26 ものごとを先延ばしにするほうだ	
27 昼間考えることはたいてい暗いことだ	
28 何事もうまくいかないだろうという考えに取りつかれることがある	
29 何か悪いことが起こりそうだとしばしば思う	
30 手紙を受け取ると、何か悪い知らせではないかと心配になる	
31 他人との争いを避けるほうだ	
32 自分は安全でないと思っている	
33 人からほめられても本当だとは思えない	
34 ホテルなどの部屋に入ると、何か変なところがないか気になってしまう	
35 1人でいたくないのに、1人でいることが多い	
36 自分の本当の姿を他人は知らないと思う	
37 気分がよいはずのときに否定的な気持ちになる	

	点数
38 明るく振る舞う人は軽薄だと思う	
39 人は自分を利用しようとしていると思う	
40 人から夢想家だといわれる	
41 自分への批判があたっていないことが気になる	
42 誰かに「大丈夫だよ」といってもらいたい	
43 自分の決めた規範に自分はしたがっていないと思う	
44 小さな出来事が非常に重要な問題のように思えて、つい心配してしまう	
45 仕事がうまくいかないのではないかというような強迫観念にとらわれることがある	
46 性的、肉体的虐待を受けたことがある	
47 子どものときに信頼できる人がいなかった	
48 強迫神経症の症状がある	
49 家族に心配性の人がいる（いた）	
50 医師から過度の心配性といわれたことがある	

不安と不眠の仕組みは共通する

さて、不安は脳のどこに問題があるのでしょうか。これを治療薬の面から考えると、面白いことがわかります。

現在、不安神経症にはベンゾジアゼピン系の薬が用いられています。「不眠、うつ病に効く薬」のところでも説明しましたが（77ページ）、これは神経系のGABAという伝達物質の働きを高める薬です。

GABAは神経の活動を抑える作用が主なので、脳の活動を抑えるといってよいでしょう。

不安なときには、くよくよといろいろなことを考え、自分では止めることができない状態ですから、これが効果をもつことはわかります。

この作用を利用して、睡眠薬のほとんどにGABAの働きを高めるベンゾジアゼピン系の物質が入っています。

だいたいこの系統の薬は、かぜ薬が眠気をもたらすということから見いだされたもので、そのうちで不安を抑える効力の強いものを抗不安剤として開発し、また、眠りを誘う物質を睡眠薬として開発したのです。

ということは、不安と不眠はほとんど同じ仕組みによるものと考えることもできます。

不安によって脳が刺激させられると眠れなくなり、神経の興奮が抑えられなくなります。

しかし、この興奮を抑えることで不安が減り、眠りを誘うのです。

前述した編集者Kさんの場合のように、不安に悩む人は完全主義で、自己に対する期待感の高い人が多いようです。なんとかして自分に課した課題を達成したいと思うのですが、もしできなかった場合には、強く後悔するという性質があります。

そこでこのような完全主義の考え方の長所と短所を書きだし、もう一度、自分の生き方を考えてみる必要があります。

Kさんにも、自分の考え方の長所と短所を列記してもらいました（155

ページ)。

これを見ると、不安をもつ大部分の人は、自分の心の中で不安の材料を探していることがわかります。

怒りと同じで、不安は外界の事実ではなく、自分がそれをどのように考えるかによって生まれるのです。

要は、**不安を根本的に解消するには人生観を変えなくてはならない**ということです。そして、**眠れるためのものの考え方、生活の仕方が大切**ですから、ぜひこれも参考にしていただきたいと思います。

完全主義、成功主義の長所と短所【Kさんのケース】

長所	短所
自分の企画、編集した本が売れることは自信につながる	いつも本の売れ行きに気をくばっていなくてはならない
本が売れると、社内で尊敬を受け、毎日が楽しいものになる	本が売れないときは自信を失いやすい
昇進を可能にし、自分の可能性をさらに伸ばすことができる	ほかの人の企画が当たると強い衝撃を受け、嫉妬に苦しむ
定年後も、自分の評判を知る人が新しい仕事をくれるだろう	企画が通らないと、どこに問題があるのか、競争相手が足を引っ張ろうとしているのではないかと気になる
流行に敏感になり、若い人より知識が豊富だ	いつも新しい企画を考えていて、気が抜けない
会議ではいつも自分の企画が通るように根回しをしている	自分の意見を強く主張すると、相手は自分に敵意をもつような気がする。時に自責の念をもつ

PART

2

不眠症を自分で治す 実践治療法

もう不眠で悩まない

睡眠薬の功罪を知ろう

ある患者の手記が語るもの

ＰＡＲＴ２は自分で治す実践編です。じっくり読まれて不眠を完全に克服してください。

これまで述べてきたように、ストレスが原因でうつや、不安神経症になり、その結果、不眠や心血管系、消化器系に異常をもたらすような場合には、ストレスの対処法を学ばない限り根本的な治療法にはならない、というのが私の考えです。

このように、この本は不眠を心の問題から解決しようという目的で書かれていますが、心の問題といっても、**不眠が強度で生活にも影響を与える場合、まず薬で治療をすることは決して悪いことではありません。**

このためにも、睡眠薬についての正しい知識をもつことは必要です。

「最近の薬はバルビツール系の薬とは違い、副作用や依存性をできるだけ少なくしてあるので、昔のように恐れる必要はなく、不眠の場合にはむしろ早くから医師や専門家と相談して薬物療法を受けなさい」

というのが、最近の専門家の意見です。

しかし薬物療法に問題はないかというと、いまだに多くの問題が残されていることも、また事実です。

では、問題点とは具体的にどういうことなのでしょうか。前にも引用した矢崎葉子さんの本から、彼女の体験談をかいつまんでお話しします。

彼女は不眠治療のために心療内科の診察を受けて、抗不安剤と睡眠薬をもらったといいます。

「はじめて、この2種類の薬を服用した夜のことを話そう」と矢崎さんは書いています。

薬を飲んだのは夜12時半だった。——私は一刻も早く「ぐっすり感」を味わいたいと急いでいた。飲んでから、30分くらいすると後頭部のあたりがズンと重くなってきた。目がしょぼしょぼしてきて眠気を感じはじめている。よしよし、薬が効いてきたな——。私は安堵していた。——しかしどうしたことか、1時間過ぎても全然、眠りに入れない。頭のあたりにぼんやり霞がかかったような状態は続いているのに、「眠る」ところまでいかいのだ。

（『不眠な人々』新潮社OH!文庫）

ということで、彼女はベッドから起きだし、結局寝たのは6時、起きたのが午前10時半だったといいます。翌日は午前2時にベッドに入り、午前5時ころに眠りについたそうです。

しかも1日中頭がぼーっとしていたのです。

次に飲んだのが抗ヒスタミン剤です。アレルギーの薬である抗ヒスタミン剤を飲むと1時間ほど熟睡したそうですが、夜は最悪でまるで眠れなかったといいます。

その後、心療内科を受診したときには、セバロンという抗不安剤とロヒプノールという睡眠薬を処方されました。この薬は非常に効いてすぐに眠りに入れ、9時間眠ったそうです。

ところが、朝になるとひどく頭の重さを感じ、1日中ぼんやりした状態が続きました。

翌日も同じ薬を飲んだところ、やはり9時間眠ったのですが、朝になると頭の重さ、倦怠感が続きました。

結局薬を変えて、ある程度の睡眠を得ることができ、昼間のだるさもなくなってきたといいます。しかし、これも体調のリズムと薬があっていたということだけらしく、最近はまた不眠が戻ってきたといっていました、

睡眠薬は生体時計を調節できない

まず、睡眠薬でぐっすり眠ったのに、なぜ朝、体が重く、疲れがあって頭がぼーっとしているかという問題です。

前に述べましたように、私たちの体は生体時計によって支配されています。生体時計は光でセットされます。光の刺激が目から視神経を通過して視交叉上核に作用し、細胞のリズムの遺伝子に働きかけます。そして、夜暗くなると今度は別の遺伝子が働きだして、これを交互に繰り返すのです。

この遺伝子は光の刺激がないところでも交互に働きますから、時間を知らされない生活をしても眠るべき時間になると眠り、起きるべき時間になると起きるのです。

しかし、眠るべき時間帯に光を受けるとどうなるでしょうか。ちょうど12時間時差のあるアメリカに旅行するような場合が考えられます。こういうケースでは、リズムの遺伝子が影響を受け、次第に新しい時間帯に合うようにセットされるようになるのですが、これには数日かかります。これが時差ボケの原因です。

普通は視交叉上核の時計と全細胞はリズムをともにしているのですが、時に脳のリズムと別の周期になって働くことがあります。たとえば睡眠薬で無理に眠ったようなときです。このようなケースでは体は非常にだるく感じ、その影響で頭も重く感じます。

つまり、**無理に眠らせても生体時計のリズムは変わらない場合がある**ということです。

睡眠薬が脳に悪いって本当？

さて、眠れないときに受診する率を調べると、欧米では50％くらいの人が医師に相談しているのですが、日本では7・5％くらいです。

また不眠対策に睡眠薬を服用している人の率も、欧米では40％くらいですが、日本では10％以下です。つまり日本人は不眠の場合、医師に相談したり、睡眠薬をもらう人が少ないということが分かります。

原因として考えられるのは、睡眠薬は一度使いだすとやめられなくなるとか、長く使うと脳に悪い影響を与えるなどという考えがつきまとっているからです。

そこで医師は、

「昔のバルビツール系の薬には副作用、依存性の問題が大きかったが、最近のベンゾジアゼピン系の薬は依存性、耐性は少なく、『正しく使っているかぎりは』安全性に問題はありません」

といっています。

睡眠薬を使って眠る人のほうがアルツハイマー病になりにくいともいわれています。しかし、これも長期でない場合です。10年も使っている場合にはどうか、というデータは今のところありません。

もともとベンゾジアゼピン系の薬は精神安定剤として開発されたもので、そのうちで睡眠作用の強い物質を睡眠薬として用いたのです。
166、167ページに代表的なベンゾジアゼピン系の薬を示します。薬はどのくらい血中にあるかによって、超短時間型から長時間型までに分けられ、その人の不眠の程度により処方されます。

これは素人では決められませんから、必ず医師の指導のもとで使用してください。

医師の処方なしで購入できる睡眠薬

さて、ベンゾジアゼピンはGABA受容体に結合します。すると受容体を塩素イオンが通り、細胞の活動を低下させるのです。GABA受容体には、ベンゾジアゼピンのほかにバルビツール系の薬剤、アルコールなども結合します。ベンゾジアゼピンの受容体には2種類あって、ω《オメガ》1、ω2と呼ばれ、ベンゾジアゼピンはこの両者に結合します。

ω1は睡眠、鎮静をもたらし、ω2は筋弛緩をもたらします。最近、ω1に主として結合する薬が開発され、これは非ベンゾジアゼピン系の薬と呼ばれます。これにはマイスリー、アモバンがあり、これらの薬は超短期に効きます。

鎮静·催眠	抗不安	筋弛緩	最高血中濃度到達時間	半減期	作用型
3+	+	±	1.2時間	2.9時間	超短期
			50分	3.9時間	超短期
3+	+	±	1.5時間	7時間	短期
2+	2+	±	3時間	10.5時間	短期
3+	3+	±	1～2時間	10時間	短期
+	3+	2+	30分～1時間	15時間	中期
3+	+	±	2～4時間	21時間	中期
2+	+	2+	5時間	24時間	中期
3+	+	+	2時間	21～25時間	中期
2+	+	+	1時間	65時間	長期
2+	+	2+	1時間	85時間	長期

ベンゾジアゼピン系睡眠薬の種類とその特徴

作用時間	一般成分名	商品名	錠剤の種類
超短時間型	トリアゾラム	ハルシオン	0.125mg、0.25mg
	特徴…即効性、覚醒気分良、短期記憶障害の症例、依存性大		
	ゾピクロン	アモバン	7.5mg、10mg
	特徴…シクロピロロン系だが、作用形式はほぼ同じ		
短時間型	ブロチゾラム	ゼストロミン レンドルミン	0.25mg
	特徴…覚醒気分良		
	塩酸リルマザホン	リスミー	1mg、1mg
	特徴…筋弛緩作用が弱く、運動系への副作用が少ない		
	ロルメタゼパム	ロラメット エバミール	1mg
	特徴…ハングオーバーが少ない		
中間型	フルニトラゼパム	サイレース ロヒプノール	1mg、2mg
	特徴…睡眠導入剤として優秀、中程度のハングオーバー有		
	ニメタゼパム	エリミン	3mg、5mg
	特徴…ハングオーバー有		
	エスタゾラム	ユーロジン	1mg、2mg
	特徴…中途覚醒に効果的、ハングオーバー少ない		
	ニトラゼパム	カルスミン ネルボン ベンザリン	5mg 5mg、10mg 2mg、5mg、10mg
	特徴…もっとも早くから汎用されている睡眠薬		
長時間型	フルラゼパム	ダルメート ベノジール インスミン	15mg（カプセル） 10mg、15mg（カプセル） 10mg、15mg（カプセル）
	特徴…連用によって耐性が生じにくい		
	ハロキサゾラム	ソメリン	5mg、10mg
	特徴…睡眠障害、早朝覚醒に有効		

【参考】「治療薬マニュアル1999」（医学書院）
「改定第３版抗不安薬の選び方と用い方」（渡辺昌祐著・金原出版）

さらに、少し前に薬局で医師の処方なしで購入できるドリエルという薬が発売されて大ヒットとなりました。ドリエルは塩酸フェンヒドラミンという成分をもつ薬で、抗ヒスタミン作用をもつ物質から発見されました。

ヒスタミンは脳の視床下部の後部にある神経から放出されますが、これは大脳などを刺激し、興奮させる作用があります。しかし、塩酸フェンヒドラミンはこの作用を抑える働きがあり、眠りを誘う作用があるのです。

もっとも、これらの薬は一時的な不眠症に効くだけで、短時間だけ効果を示します。

重度の不眠には効果はありませんが、寝つきが悪い、眠りが浅いという人には多く用いられています。

副作用、依存性もない睡眠薬

睡眠薬の最後に、メラトニンのことを少し述べましょう。

メラトニンは私たちの脳の松果体でつくられます。このメラトニンの作用を応用した薬剤を服用すると、体内時計を調節し、時差ボケを防ぎます。眠気を誘い、副作用、依存性もないと考えられます。とくに高齢者で浅い眠りに悩む人には効果があるとされます。

服用適量には個人差がありますが、０・１㎎から２００㎎の範囲で服用したときに望ましい結果が出ています。

信頼できる医療研究からの報告によると、「わずか０・１㎎の服用であっても、何時であるかにかかわらず楽に眠くなる」と伝えています。

しかし、日本では医師の処方が必要なので、個人輸入で求める人が多いようです。

自律神経訓練法はなぜ重要なのか

私たちのリズムを司る体内時計は脳にあるだけではありません。体のすべての細胞がもっています。

そして、このリズムの作用には自律神経の働きが重要な役割を果たしています。たとえば、自律神経との関連で体内臓器のひとつ、肝臓を考えてみましょう。

肝臓の細胞を取りだして培養すると、1日を周期とする活動に変動があることが分かります。したがって、薬の作用はいつ薬を投与するかで大きく作用が異なるということです。また、多くの薬剤は肝臓で分解されて作用を失うという点も見逃せません。

このような肝臓のリズムも自律神経が司っています。もちろん肝臓だけでなく、心臓も消化管も周期的に活動させているのが自律神経で、そのリズムを変えるのも自律神経の命令によります。

この自律神経の活動が正しいリズムにのらないと、脳と体の働きがばらばらになり、睡眠薬を飲んでも体の疲れがとれないという現象が生まれます。

そこで自己暗示、自己催眠などで自律神経を強化する方法がとられています。自己催眠をかけて、全身の筋肉の緊張がとれることで、精神が安定し、体の状態に変化が起きるのです。

精神を安定させる感情の仕組みについては、体の反応が感情をつくるという考え方があります。

たとえば、悲しいから泣くのではなく、泣くから悲しいのだという考え方です。これは心臓がどきどきするから不安になるので、不安になるから心臓がどきどきするのではないという理屈と同じです。

しかし、のちに自律神経が通っている脊髄が切断されたために、体の情報が脳に伝わらない人でも感情はあることから、この理論には疑問が出されました。

ところが今では、私たちの感情、不安、恐怖、心配などは、体の反応によって生まれる部分もあることが分かってきたのです。

たとえば不安な状態でも、交感神経（自律神経）を抑制すると、たしかに不安は減ることが知られています。

このように私たちの不安や恐れ、心配などは体の影響を受けているわけで、この体の反応の異常を防げば、そのような感情は少なくなるはずです。さらに不安などから引き起こされる不眠、睡眠障害なども防げると考えられています。

こうしたことからも、日頃から自律神経を強化することが、いかに大切か分かると思います。

自律神経を強化する訓練法

不安や、不安から引き起こされる不眠を防ぐための、ベッドで行なう〈自律神経を強化する訓練法〉をご紹介しましょう。

ベッドにあお向けになり、両手の手のひらをベッドにつけます。その姿勢で「気持ちが落ち着いてくる、気持ちが落ち着いてくる」と自分に暗示をかけます。

次に、手が重くなってきたと暗示をかけ、「右腕が重い、右腕が重い」と心の中で繰り返し、「両腕が重い」と暗示をかけます。

手のあとは足です。同じように「右足が重い、右足が重い」と繰り返し、「両足が重い」と暗示をかけます。

さらに「手足が暖かくなった」と思うようにします。こうすると、実際に重くなった手足がだんだんほてるような感じになります。

手足が暖かくなったという感じが得られたら、「呼吸がおだやかになる」「心臓がゆっくり拍動している」「胃腸が暖かい」「みぞおちが暖かい」と進みます。

このとき「気持ちが落ち着く、気持ちが落ち着く」と繰り返すことを忘れないようにしましょう。体の緊張を抜いて血液がよく巡るようにします。

これを睡眠前に毎日5分程度行ないます。1日2〜3回行なうとさらに効果的でしょう。日中でしたら、椅子に座って「手足が重い」という感覚を繰り返すだけでも効果があります。

しかし、暗示は非常によく効く人もいますし、ただ疲れるだけだという人もいることが、自己暗示の難しいところです。

うつの人は比較的「簡単にはだまされないぞ」という意識の強い人が多いので、暗示が効かないこともあることを承知していただきたいと思います。

自律神経を強化する訓練法

1

ベッドにあお向けになり、手のひらを下にして、体の力をできるだけ抜く。

2

「気持ちが落ち着いてくる、気持ちが落ち着いてくる」と心の中で数回唱えて暗示をかける。

3

手が重くなってきたと暗示をかける。「右手が重い」と心の中で数回となえ、同じように「左手が重い」「両手が重い」と続ける。

4

足が重くなってきたと暗示をかける。「右足が重い」と心の中で数回となえ、同じように「左足が重い」「両足が重い」と続ける。

5

手が暖かくなってきたと暗示をかける。「右手が暖かい」と心の中で数回となえ、同じように「左手が暖かい」「両手が暖かい」と続ける。

6

足が暖かくなってきたと暗示をかける。「右足が暖かい」と心の中で数回となえ、同じように「左足が暖かい」「両足が暖かい」と続ける。

7

続いて、内臓の機能に影響を与える暗示をする。「呼吸がおだやかになる」「心臓がゆっくり動いている」「胃腸が暖かい」「みぞおちが暖かい」とそれぞれ心の中で数回繰り返して暗示をかける。

8

最後に、手を握って、体に緊張をもどして終わりにする。寝る前にやるときには、そのまま眠る。

快眠のための10カ条

快眠のための10の黄金律をご紹介します。

①ストレスをできるだけ避けるため、寝る前に次のリラックス法を行なう。静かに力を抜いて椅子に座り、目を閉じて体の力が抜けていくことをイメージする。呼吸をゆっくりにして、心の中で「困ったことは起こらない」と、言霊《ことだま》（199ページ参照）をもつ言葉をつぶやく。このあと、さらに自律神経訓練法を行なうとよい。

②日ごろから適当量の運動をする。とくに陽に当たると脳内のセロトニンが増え、夜、睡眠をもたらすメラトニンが増える。

③昼間だらだらしたり、閉じこもったりせず、頭を使うようにする。

④食べ物に注意する。たんぱく質、牛乳、それにある程度の甘いものを食べる。

⑤たばこは脳を刺激し、不眠を誘発するので、避ける。

⑥眠る6時間前にはコーヒー、お茶、チョコレートなどカフェインを含むものをとらない。

⑦お酒で眠ろうとしない。

⑧睡眠2時間くらい前に、ぬるめの風呂に入り、血行をよくする。

⑨自分なりの睡眠の儀式は役に立つ（ちなみに私はお経をあげています）。

⑩眠れないときは思いきって起きる。ベッドの中で眠ろう眠ろうと努めない。

不眠症のときには何を食べるか

脳はブドウ糖を必要としている

よい睡眠をとるには、バランスのよい食事をとることが大切なのはいうまでもありません。

栄養のバランスについて考えるとき、最近では生活習慣病を恐れて、なるべく肉や甘いものをとらないようにするのが一般的になっています。健康書の多くも、肉や甘いものは控えて、野菜や果物をとりなさいと書いてあります。

しかし、本当に肉や甘いものは体に悪いのでしょうか。

みなさんもご存知のように、私たちの体は三大栄養素をとりこむことによって維持されています。三大栄養素というのは、炭水化物、脂肪、たんぱく質で、炭水化物はエネルギーの63％を、脂肪は25％、たんぱく質は12％をまかなっています。

そこで、睡眠を左右する脳の栄養源について考えてみましょう。**脳は体重の2％くらいの重量しかないのに、なんと全ブドウ糖（炭水化物）の20％も使っているのです。**なぜなら、脳はエネルギー源としてブドウ糖以外に使うことができないからです。

不眠症には肉、牛乳、砂糖が効果的

そこで、不眠の原因となるうつ病、全般不安神経症、強迫神経症、パニック障害と、それを防ぐ栄養源について考えてみましょう。

不安神経症のうちで、心配性にあたる全般不安神経症にはベンゾジアゼピン系の抗不安剤が効果を示しますが、強迫神経症、パニック障害には、セロトニンを増やすＳＳＲＩが効果をもち、うつ病にも脳内のセロトニンを増やす薬を使います。

セロトニンは不安やうつな感情を抑えて気分を安定させるのですが、量が少ないと、睡眠が不足するだけでなく、朝早く目が覚めてしまい睡眠障害になります。

ノンレム睡眠のときにはセロトニン神経が活動していますが、このときにセロトニンが少ないとこの活動が妨げられて、脳は深い眠りを得られません。

さてこのセロトニンですが、これはトリプトファンというアミノ酸が脳内に取りこまれてつくられます。SSRIやMAO抑制剤はセロトニンを有効利用する物質としては役立ちますが、セロトニンを増やすことはできません。

セロトニンを増やすには、トリプトファンを摂取することが必要です。トリプトファンは必須アミノ酸といって、私たちの体でつくることはできません。食べ物によってのみ摂取が可能です。

トリプトファンは肉、牛乳などに多く含まれていて、果物、野菜にはあまり含まれていません。このことから、肉や牛乳を摂取しないと血中のトリプトファンの量は低下してしまうことがわかります。

ラットの実験によると、ラットにトリプトファン欠乏食を与えると、1日くらいで血中のトリプトファンはほとんどなくなり、脳内のセロトニンの量も4日くらいでなくなっていることがわかりました。つまり、私たちの脳内のセロトニンの量は、つねにトリプトファンの供給がないと一定量を維持できないということです。

しかし、セロトニンは、トリプトファンをとるだけでは十分でありません。**トリプトファンが血液から脳に入るときにはインスリン、つまりブドウ糖によるインスリンの増加が必要**です。ブドウ糖は砂糖をとることで簡単に血中に入ります。

この仕組みを考えると、欧米では常識になっている、食後にデザートをとり、砂糖入りのコーヒーを飲むという食習慣は、じつに理にかなった生活様式だということがわかります。

同様に、強いストレスにさらされたときや、不満があるとき、イライラするときに、ケーキやチョコレートをモリモリ食べて不満を解消する人がいますが、これも血中のブドウ糖を増やして、少なくなったトリプトファンを脳内に入れ、気持ちを変えようとする無意識の行為といえます。

「砂糖は太る」には根拠がない

糖分をとったり、肉を食べたりすると太るのではないかと心配される方も多いと思います。

しかし、セロトニンには本来満腹中枢を刺激する作用があるので、肉とある程度のブドウ糖を摂取することで満腹感をもたらしますから、食べすぎることはないはずです。

実際、肉食動物が肉を食べると満腹になり、食べないと空腹のため獲物を獲得しようとするのは、このような原理になっているからです。

砂糖について補足すると、砂糖はブドウ糖と果糖からなっています。果糖は体の中でブドウ糖と同じように代謝されますから、ブドウ糖が2つつながったものともいえます。

でんぷんが主成分の小麦粉もそば粉も、ブドウ糖がつながったものです。ということは、砂糖10gと小麦粉やそば粉10gでは同じくらいのカロリーということであり、実際に測定してもまさにその通りになります。このことは、砂糖には魔術的に人を肥満させる成分は入っていないということを意味していると思います。

砂糖もそば粉も小麦粉も、多くとれば肥満するし、少なければ肥満にならないというだけの話なのです。

甘いものをとると肥満になるという感覚は、何か甘いものは体をだらだらさせて、太らせるのではないかという、科学的根拠のない感覚からきています。

昔から欧米では、子どもの寝つきが悪いようなときには、ミルクに砂糖を入れて飲ませるという習慣がありました。ミルクの中にはカゼインというタンパクがあり、トリプトファンそのものが溶けて含まれているからです。

このように、**トリプトファンとブドウ糖をとると、血中に入ったトリプト**

ファンが脳内に入り、これがセロトニンとなって眠りを誘うのです。

セロトニンを増やす4つの因子

ただ、トリプトファンが脳に入ればうつ病にならず、眠れるというわけではありません。脳内でセロトニンに変化しなければならないのです。

また、この過程には酵素の作用が必要になり、それを促進するには、以下の4つの因子があることを知っておいてください。

①運動……運動をするとセロトニンが増え、うつ病が治ります。また眠れるようになるのです。

②明るい考え方……何かよいことがあると元気になるのは、よい情報がセロトニンの量を増やしているからです。

③光……明るいところに出ると気分がよくなり、うつ病が治ります。逆に日照時間の少ない冬や、緯度の高いところに住む住民はうつになる率が高いのです。光はセロトニンを作る作用を促進し、セロトニンは夜メラトニンになって睡眠を促します。

④食べ物……これまでのところで、食べ物の大切なことはおわかりいただけたと思いますが、ブドウ糖以外に大事な食べ物としては、ビタミンCやE、ベータカロチンなどの抗酸化物質があげられます。睡眠は酸化された神経細胞を修復する機能をもっており、抗酸化物質はこれを助けるからです。

また、野菜や果物にはビタミンが多く含まれているので、できるだけ多く摂取するようにしてください。

坐禅の効能

心が調えば眠れる

眠りとは科学的にいえば、眠りをもたらすＧＡＢＡという物質の心を鎮める作用といえるでしょう。

しかし、眠りにはさらに深い意味があると思います。それは**心が調えば人は眠れるようになる**ということです。私は日々このことを感じています。

仏教では、いかにして心を調えるかということについて、調身《ちょうしん》、調息《ちょうそく》、調心《ちょうしん》をすすめます。

まず体の形を調え、さらに呼吸を調え、それによって心を調えるということです。形を調えると心が調うということは、心身一如《しんしんいちにょ》が本当であることを示しています。

例として坐禅をあげたいと思います。

私を坐禅にひきつけたものに、次に紹介する高僧の言葉があります。それは釈尊が悟りを開かれたときの言葉にも関係します。

釈尊は悟られたときに、

「非常に不思議なことだ。悟ってみると、この世の中の人は本来皆悟っているのだ。また無限の知恵と能力をもっているのだ。それを自覚できないのは、妄想（くよくよいろいろなことで悩む）とか煩悩（あれを欲しい、これを欲しいと思う気持ち）によって心の光を遮っているからだ」

とおっしゃっています。

本来誰でも悟っている、つまり釈尊と同じ心をもっていることは事実なのですが、それを自覚しないと、自分で悩み、苦しんで、不幸の底で生きてゆく結果になりかねません。

そのようにならないためには、自分の本来の心、釈尊の心を自覚すべく努力をするのがいちばんよいと仏教では教えます。**そのもっとも効果的な方法は「坐禅」**だというのです。

坐禅をしても悟りが得られるとは限らないと思われるかもしれませんが、このあたりのことを、江戸時代中期の高僧で「禅の中興の祖」といわれる白隠《はくいん》禅師は、

「衆生《しゅじょう》は本来仏である。もし1回の坐禅をするだけでも、今まで積んだ無限の罪はなくなるのだ」

と示されています。

また、東福寺の開祖であられた聖一《せいいち》国師は「仮名法語」の中で、

「たとえ悟りが開けなくても、修行を捨ててはならぬ。1時間坐禅をすれば1時間の仏である。1日坐禅すれば1日の仏である。一生坐禅をすれば一生の仏ではないか」

といっておられます。

また一休禅師は、

「一寸の線香、一寸の仏。寸々積みなす、丈六の身。三十二相八十種。自然に荘厳す、本来の人（ちょっとでも坐ればそれだけ仏である。これを積み重ねれば、六丈の仏になり、仏のすべてのよい能力が表れる。そして本来もっている荘厳な自分になるのだ）」

といっておられるのです。

妄想をかくから眠れない

さて坐禅と眠りの関係ですが、私に影響をあたえた2冊の本があります。1冊は、辻雙明《つじそうめい》老師の書かれた自伝的な本『禅の道をたどり来て』（春秋社）です。

この中に、老師がはじめて円覚寺の古川堯道《ふるかわぎょうどう》老師に会ったときのことが書かれてあります。

「老師に『なぜ来たか』と聞かれたのに対して、『夜よく眠れないから』と答えると、『寝てまで妄想をかくからだな』と大きく笑われたのを覚えている。

朝早くから夜遅くまで長時間にわたって坐るということは、慣れない者としては、なかなか苦しかった。

しかし夜は非常によく眠り、そのため、翌朝起きたときには『昨夜は丸太ん棒のように眠った』というような気がした」

このことが老師を禅にひきつけたといいます。

円覚寺の元管長の朝比奈宗源《あさひなそうげん》老師は『仏心』（春秋社）の中で、眠れないときは、

「ぐっと起きて、本式に力んで、寒中でもあせばむくらいの勢いで、30分も坐ってごらんなさい。そうして寝たら、枯れ木を倒したようにかならず眠れます」

と書いておられます。

私も若いときから坐禅をしていたのですが、アメリカから日本に帰ってきたときに、しばらくやめていました。

しかし、アメリカの学会に行ったある年のこと、時差ボケに悩んだ私は、ふと思いだして再び坐禅をやってみました。すると本当に時差ボケなどないように眠れたのです。この体験が私を再度、坐禅に近づけました。

形が心を調える

坐禅では姿勢を正し、あごをひいてまっすぐに坐ることをすすめます。この坐り方には2種類あります。

ひとつは、**一方の足を反対の股の上にのせるやり方で、半跏趺坐《はんかふざ》**といいます。もうひとつは、**両方の足を反対側の腿にのせる結跏趺坐《けっかふざ》**です。さらに両手で円をつくるのですが、これを法界定印《ほっかいじょういん》といいます。

女性の方の場合、椅子でやりたい方は、深く腰をかけて、両手で法界定印をつくります。正座でやってもよいのですが、足が痛むので、座布団を丸めてお尻の下に置いて正座をすると、痛くありません。

そして**線香をつけて、それが燃え尽きるまでやる**のです。線香1本が35分くらいです。まさに1寸の線香、1寸の仏といわれ、線香をともして坐禅をしている間は、仏になっているのです。

さて、私も最初、半跏趺坐から始めました。それでも線香が半分くらいまで燃えると、足が痛んでたまりませんでした。

さらに頭の中は妄想がかけめぐる状態です。足が痛むので、無想になるなどということは夢のまた夢のような状態でした。とにかく早く終わりにならないかと、イライラしている状態です。

その後、何年やってもあまり進歩がありませんでした。そのころ禅の先輩に、
「結跏趺坐をやると、半跏趺坐の数倍早く無想になれる」
と教わりました。

しかし半跏趺坐でも足が痛くてたまらないのに、結跏趺坐で線香1本などはとんでもない、という気持ちでした。

心境の進歩はあまりありません。いつも失敗、後悔の連続です。そこである日、思いきって結跏趺坐をやってみました。すると驚いたことに、時間が経つ

と痛みが減っていったのです。

仏教では、精神が集中することを定《じょう》または禅定《ぜんじょう》といい、その程度によって痛みなどを感じなくなるといいます。

結跏趺坐で痛みが減るということは、すでに精神が集中できているということです。その後、私の精神状態は非常によくなったように思えます。

この事実は、次のことを示していると思います。

坐禅も最初はあぐらだったでしょう。そこに誰かが半跏趺坐をやってみて、それがあぐらより心境を高めると気がついたのでしょう。さらにある人が結跏趺坐をしたところ、さらに心境の進歩が著しかったに違いありません。

このことは、形が心を変えることを意味しています。

呼吸法は心を調える究極の方法

次は呼吸です。禅では、呼吸をできるだけゆっくりするように指導します。

三島にある禅の名刹、龍沢寺《りゅうたくじ》の元住職の山本玄峰《やまもとげんぽう》老師は近代の名僧といわれ

ました。老師は、

「息をするときにできるだけ静かにし、鼻の前に羽毛を置いても動かないようにすべきだ」

といいます。

前に述べた辻雙明老師は、『呼吸のくふう』（春秋社）の中で、

「呼吸で心を統一する。呼吸に心を集中して行く。そして『呼吸一遍』になってしまうように」

といっておられます。

また天台宗の重要な本に『天台小止観』がありますが、ここには

「呼吸は出入り綿々として、存するがごとくなきがごとく」

と書かれています。さらに辻老師は、

「呼吸は1呼吸1分くらいにすべきだ。最後には1呼吸2、3分にするように。それでないと禅の効果はない」

といいます。

山本玄峰老師などは、自分の呼吸は1回30分だなどといっておられます。私たちの呼吸は、普通1分に12〜13回です。坐禅などで、できるだけゆっくりやろうとしても最初は1分間に5〜6回です。

これをさらにゆっくりさせると呼吸が苦しくなり、息を吸うときに吸息が刺激されて、急に呼吸が激しくなります。それを止めようとすると、さらに呼吸が激しくなるという状態、つまり、ぎざぎざした呼吸になります。

呼吸は血液中の二酸化炭素の量によって調節されます。二酸化炭素が一定量以下になると呼吸中枢と呼吸筋が刺激されて、早く息を吸い、早く吐こうとします。

ですから、とても1分間に1回などという呼吸はできるものではありません。しかし、昔の人がいうのだからその通りにやってみよう、と私は決意しました。実際ぎざぎざする呼吸になることもありましたが、そこを我慢してゆっくり呼吸をしようと試みると、あれほど妄想に悩まされていた坐禅が楽にできるようになったのです。

人によっては呼吸がすべてだといわれるくらい、呼吸は心を調えるには大事な要素です。

明治時代の思想家で禅の達人でもある山岡鉄舟は、明治13年3月30日に大悟したのですが、その前の29日の夜、

「従前のごとく、専念呼吸を凝らし、釈然として天地物なきの心境に坐せるの感あるを覚ゆ」

と書いています。

鉄舟はすでに悟りを開き、最後の段階になっていました。しかし、まだ「専念呼吸を凝らし」ていたのです。この例などでも、いかに呼吸が心を調えるか分かります。

さて、いよいよ調心の段になります。そのやり方にはいろいろあります。もっとも宗教臭のないのは数息観《すそくかん》です。これは呼吸の数を数えるやり方です。息を吐くときに「ヒーーーー」とやり、吸うときも「ーーーー」と続けます。

次に「フーーーー」と吐き、吸うときも「ーーーー」と続けます。「ヒー、

フー、ミー、ヨー、（中略）トーーーー」まで続け、また「ヒーーーーー」に戻ります。

「ミーーーー」などとやっているときに、今日の昼間あったことを思いだして、「あの仕事はどうなっていたかしら」などと妄想がわいてきます。気がつくと「ニジュウーーイチ」、「ニジューーーニ」とやっています。あわてて「ヒーーーー」に戻るのですが、また「ヨーーーー」くらいのところまでくると、「昔あの男は自分に嫌がらせをしたな、今度会ったら……」などと妄想がわいて、結局「ジューーゴ」などとやっていることになります。

1から10までを妄想がなく数えるのは、じつに至難の技だということがわかるはずです。

なぜそうなるのでしょうか。それには意識の説明をする必要があります。

私たちは五感で外界の出来事を知ります。これを仏教では前五識《ぜんごしき》といいます。これをまとめて判断するのが六識です。

そして第七識に送られるのですが、これが本能、煩悩、妄想の意識で、さまざまに入ってくる情報を変えます。

ゆがめられた考えはこれらの仕業です。そして、それを心の本体である第八《だいはち》阿頼耶識《あらやしき》に送るのですが、間違っている情報なので、心の本体には届きません。

一方、心の本体が慈悲や愛情から何かをしようという命令を出しても、第七識はこれを自分の好き嫌いで変えてしまい、心の本体の命令通りに行動したり、考えたりしません。

坐禅をして前五識、第六識が鎮まると、第七識の妄想の心が活躍するので、かえっていろいろなことが思いだされます。

ですから、この妄想は心が鎮まった第一歩と考えて、相手にしなければよいのです。

心が調えば必ず眠れる

このように妄想だらけの坐禅でも、終わったあとは必ず眠くなるから不思議です。

妄想が頻繁に浮かんで、頭を刺激しているから眠れないだろうと思うのですが、この妄想は無想と無関係ではないので、脳は調えられているのです。ですから気にしないことが第一です。しかし、妄想をできるだけ少なくしようとする努力は必要です。

坐禅はちょっと難しいという方には、日本には茶道、華道、書道などいろいろと心を調える道があります。

このどれでもよいので、自分の心がいちばん癒されることを心をこめてやれば、坐禅と違わない効果があります。心を調える、これこそが目的で、坐禅は手段です。

坐禅のことをここまで詳しく説明したのは、形が心を変えるということを示したかったからです。

言葉に力がある言霊

日本では昔から、言葉には霊がやどっているといわれてきました。

私たちは不安をなくそう、憎まないようにしよう、怒らないようにしようとしても、なかなか意志の力ではできません。それは昔の人も同じでした。

そのようなときに、何か人の話を聞いたり、本を読んだりすることで、新しい考え方が生まれると、以前ほど悩まなくなるという経験をしたことがあると思います。

昔の人は言葉に力があると考えました。

ある宗教家は、「**困ったことは起こらない**」と繰り返し自分に言い聞かせなさいとすすめています。

日常生活には、困ったことの起こる可能性は限りなくあります。しかし、この言葉を口ずさむと、何となく気分が晴れます。それを昔の人は、言葉には霊がある、言葉には力があるからだと考えました。

「本当に困ったことは起こらないのだろうか」とか「実際には、困ったことが起きているではないか」などと分析してはいけません。

言葉の内容に力があるのではなく、言葉そのものに力があるからです。

別の人は、「**すべてはよくなる**」「すべてはよくなる」と絶え間なく自分にいって聞かせなさいと教えています。道を歩いているときも、人を待っているときも、時間があれば「すべてはよくなる」と口ずさむのです。

言葉の内容に意味があるわけでありません。言葉そのものに力があるのです。ですから、「そうはいっても……」などと分析してはいけません。分析した瞬間に言葉は力を失います。

なぜ、このようなことが起こるのでしょうか。

ひとつは、本来無限の力をもつ心が、このような前向きの言葉を聞きたがっているからと思われます。そしてその無限の力で、すべての悪循環を断ち切るのです。

もうひとつは、このような言葉は過去にもいろいろな人によって口ずさまれたため、それが宇宙にただよい、あなたの言葉と共鳴して、あなたに力を与えるのです。

私たちの心は宇宙大の大きさをもっており、その根源で他人とつながっているのです。他人に大きな力を与える言葉を、自分にも与えてください。つまり、宇宙大の心が宇宙にただよう言葉を聞くのです。そしてそれを実現させるのです。

仏教では自分は仏と同じだといいます。白隠禅師は『坐禅和讃』の中で、「衆生本来仏なり、水と氷のごとくにて、衆生の他に仏なし」と述べられました。

「自分は仏の心をもっている」といつも自分に言い聞かせることも、大きな力をもちます。

ある宗教家は、「自分を神の子だと思え」と述べています。道を歩いていても、電車に乗っていても「自分は神の子だ」「自分は神の子だ」といい聞かせなさい、といっています。

実際に私も同じような言葉を自分に向かっていい聞かせていますが、その効果は驚くくらいです。

本来無限の力があり、あくまでも清らかな私たちの本当の心が、このような自分の本当の姿を表現する言葉を聞いて喜んでいる、と私は思っています。

皆さんもぜひ自分に合う言葉をみつけて、その言霊の力を使う習慣を身につけていただきたいと思います。

これこそが、あなたの心を変え、体を変え、あなたに安眠をもたらす究極の秘訣なのです。

高田明和（たかだ・あきかず）

1935年、静岡県生まれ。慶應義塾大学医学部卒業、同大学院修了。米国ロズエル・パーク記念研究所、ニューヨーク州立大学助教授、浜松医科大学教授を経て、同大学名誉教授。医学博士。専門は生理学、血液学、脳科学。

近年は、テレビ・ラジオへの出演や講演、執筆などで、心と体の健康についての啓蒙活動を積極的に行っている。また、禅の分野にも造詣が深い。

おもな著書に『脳と心に効く言葉』『ストレスをなくす心呼吸』（二見レインボー文庫）『魂をゆさぶる禅の名言』（双葉社）『責めず 比べず 思い出さず』（コスモトゥーワン）『うつ克服の最強手段　言霊療法』（NHK出版）など多数。


本書は、2004年4月にリヨン社より発刊された単行本をもとに、加筆・修正したものです。

二見レインボー文庫

つらい不《ふ》眠症《みんしょう》を自分《じぶん》で治《なお》す実践《じっせん》ノート

著者　高田《たかだ》明和《あきかず》

発行所　株式会社 二見書房
東京都千代田区三崎町2-18-11
電話 03(3515)2311［営業］
03(3515)2313［編集］
振替 00170-4-2639

印刷　株式会社 堀内印刷所
製本　株式会社 村上製本所

落丁・乱丁本はお取り替えいたします。
定価は、カバーに表示してあります。

ISBN978-4-576-16056-6
http://www.futami.co.jp/